疲れと
不調に
サヨナラ!

体と心をラクにする鉄分貯金

細川モモ
予防医療・栄養コンサルタント

村野直子
（消化器内科医）監修

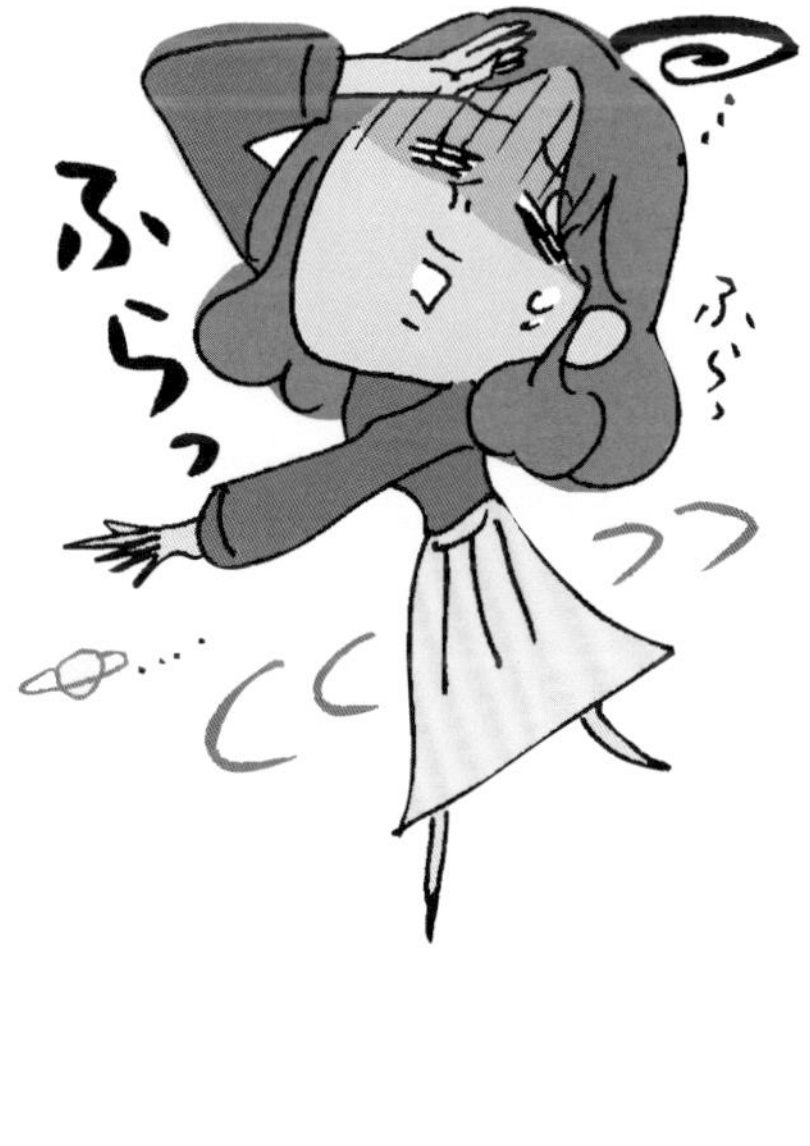

よく見かける鉄不足のサインに悩む女性たちを
まずは覗いてみましょう！

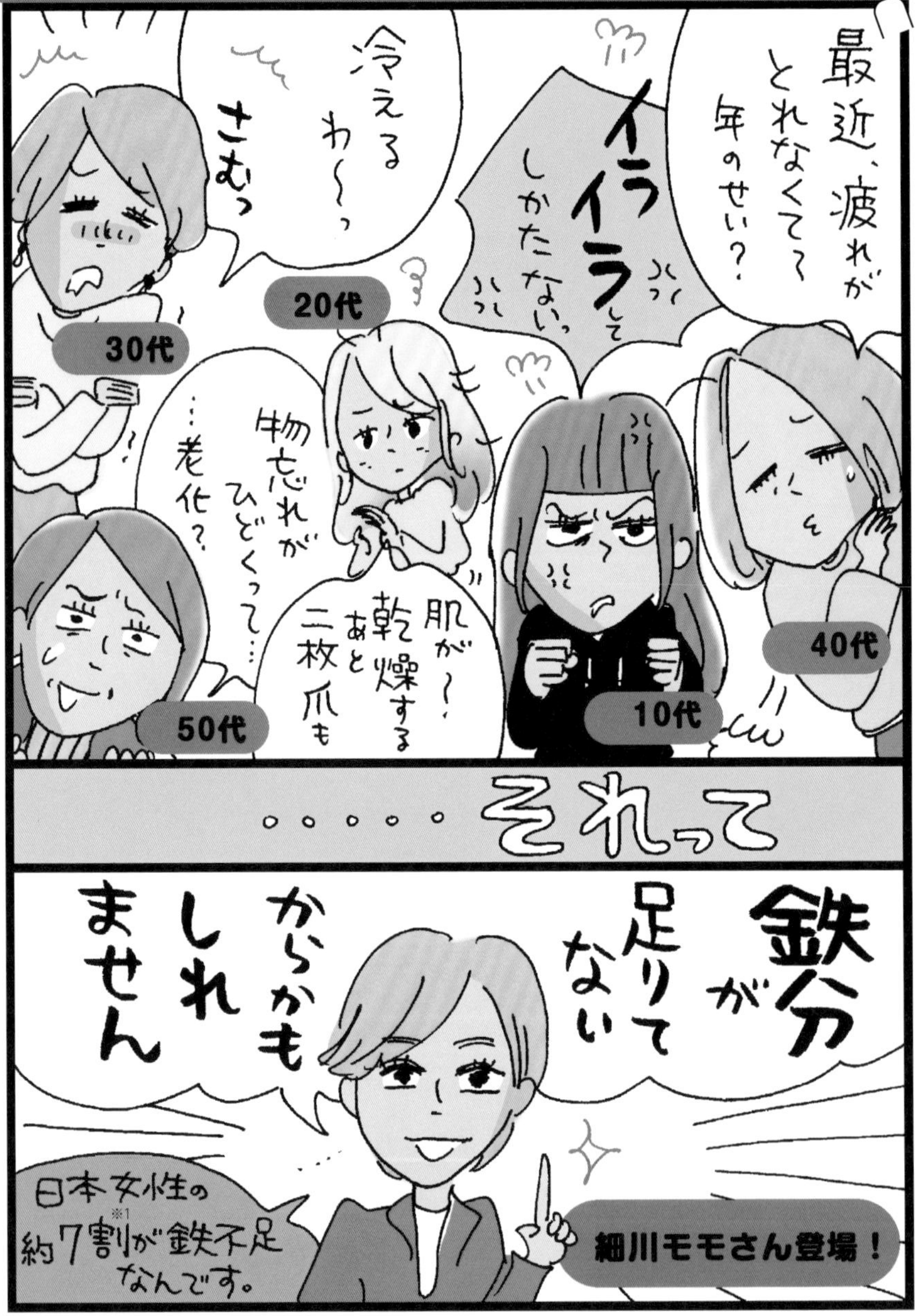

※1 20代〜40代女性のフェリチン値30ng/ml未満の場合

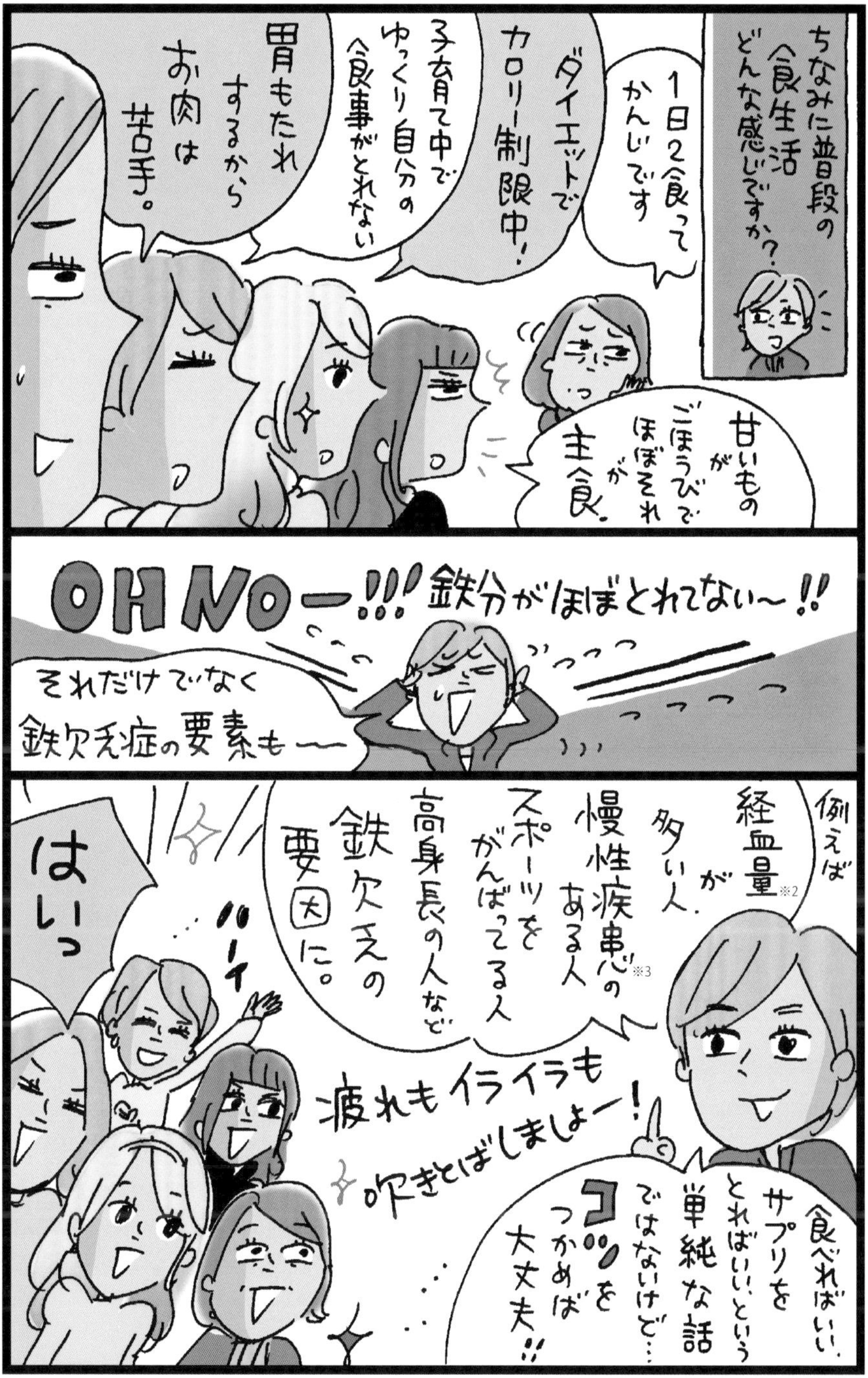

※2 生理時の出血量　※3 婦人科疾患や胃腸トラブルがある人

はじめに

　読者の皆様、はじめまして。細川モモです。私が代表を務める一般社団法人ラブテリ トーキョー&ニューヨーク（以下ラブテリ）は、13年間にわたり女性の健康について調査と〝測って・知って・学ぶ〟をコンセプトとした「保健室」というイベントを通じて貧血チェックの機会と啓蒙活動を続けています。これまで7000名あまりの女性のヘモグロビン（貧血の指標のひとつ）を測ってきましたが、女性の約20～40％、乳幼児の約10～30％が貧血リスクが疑われる状態であることに驚きをもって活動してきました。

　さらに貧血を自覚している女性の多くが改善の必要性を強く感じていないことにも驚きを隠せません。なぜなら、WHOでは貧血はもっとも改善すべき重要なテーマとされており、世界52か国が主食（小麦や米）や調味料（塩や醤油）に鉄を添加することで国民の貧血である割合を一桁台に抑えているからです。日本ではそのような政策は行われておらず、国の調査でも女性の4～5人に1人が鉄欠乏性貧血であることが明らかになっています。

　ラブテリではこれまで、保健室で貧血チェックをしてもらうと同時に貧血予防・改善についてアドバイスを行ってきました。そうすると改善した方々が「疲れにくくなって明るくなった」「イライラしにくくなって夫婦関係が良好になった」「生理不順が改善した」など、口々に「人生が変わりました！」と報告してくれるのです。10代で生理が始まってからずっと貧血で、改善して人生が変わるまで20年以上経っている人も少なくありません。〝もっと早くに貧血を改善していたら人生を思い切り楽しめたかもしれない〟と思うと、貧血を軽視する社会を大変残念に思います。

人生を楽しもうという意欲のある人は、健康寿命が長いことが明らかになっています。つまり、生涯を心身ともに健康で過ごすためには、貧血は是が非でも予防・改善することが自分自身のためなのです。ところが鉄は栄養士でも食事で満たすことが難しいうえに、女性は生理で毎月一定量を失ってしまう一筋縄ではいかない栄養素です。ラブテリではクリニックと「貧血外来」をスタートさせていますが、血液検査でみる体内の鉄は、「朝ごはんを食べない」「生理の出血量が多い」など、たったひとつのことで枯渇してしまっています。

多く摂り過ぎると内臓が錆びて傷ついてしまうため、単にサプリで多く摂ればいいという話でもありません。女性の約7割が鉄枯渇ともいわれる現状を受け、多くの鉄欠乏・鉄不足女子によりよい人生を送ってほしいという願いを込めて本著を出版します。

目次

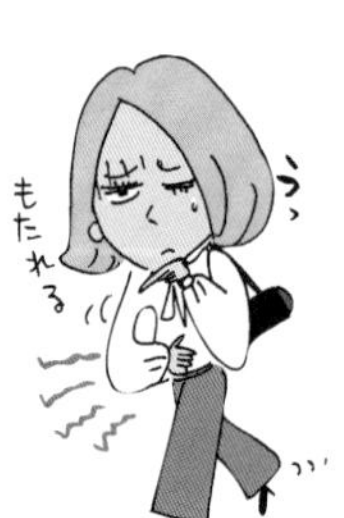

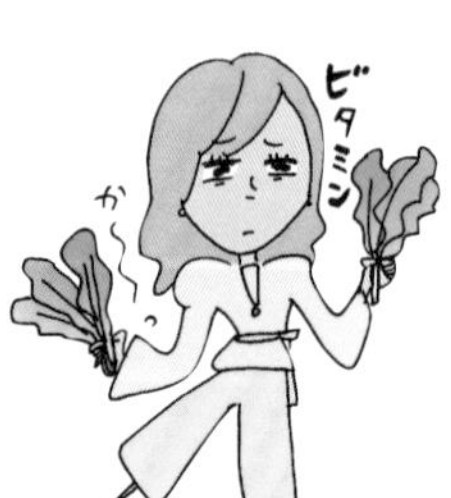

第2章

鉄食材を覚えて、自分に合った取り入れ方を知る

第3章

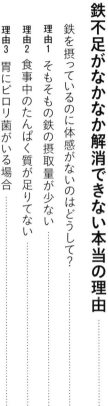

鉄不足がなかなか解消できない本当の理由

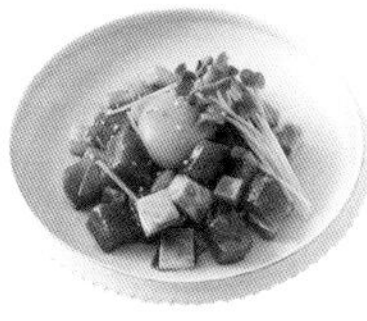
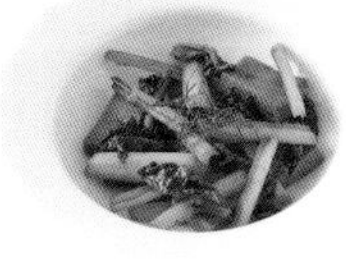
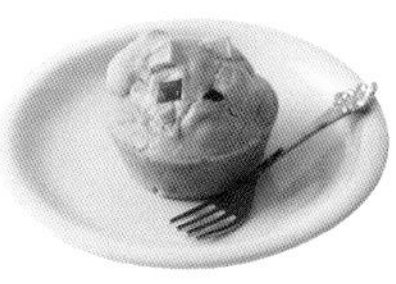

第4章

Staff

装丁・本文デザイン／山下知子、瀬戸瑞絵（&Y design）
イラスト／小迎裕美子、小坂タイチ
撮影／工藤睦子　スタイリング／辻元智子
医療監修／村野直子（消化器内科医）
レシピ／阿部ちさき・山田綾香（管理栄養士／一般社団法人ラブテリ レシピチーム）
レシピ協力／あべえりこ（一般社団法人ラブテリ レシピチーム）
協力／奈良岡佑南・三栖茉奈美・横尾美星（一般社団法人ラブテリ研究チーム）、株式会社 大賀薬局
校正／麦秋アートセンター
DTP／ニッタプリントサービス
編集・文／長田和歌子

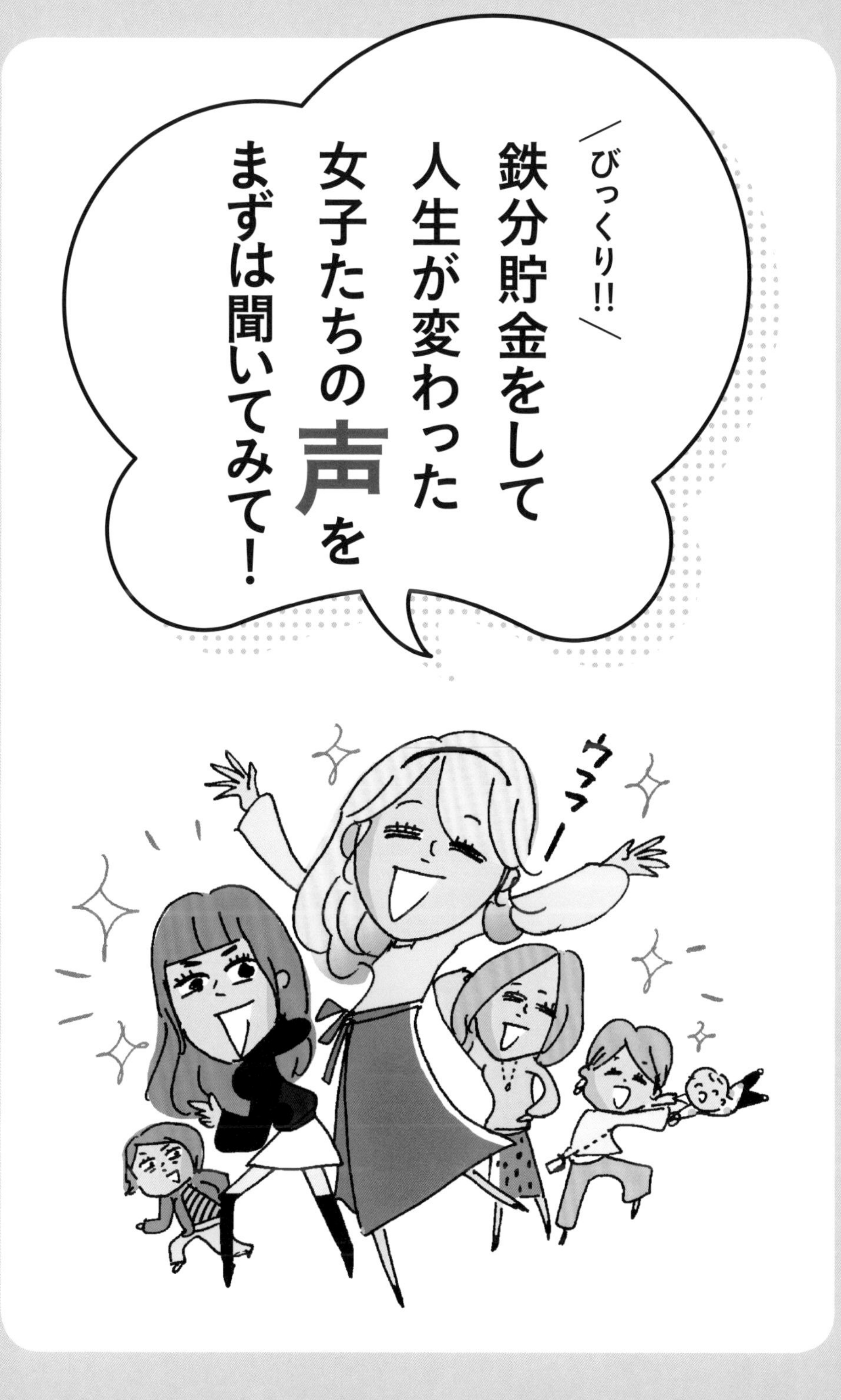
びっくり!!
鉄分貯金をして
人生が変わった
女子たちの声を
まずは聞いてみて！
ウフフー

不規則な生活、食事をおろそかにした結果…

鉄不足になった女子たちの改善例

CASE 1

『たんぱく質の摂取不足。3食を削り、**間食ばかり**していました』

（貧血当時30歳）

ヘモグロビン値

改善前 11g/dl ➤ 改善後 14g/dl ↑

フェリチン値

改善前 30ng/ml ➤ 改善後 50ng/ml ↑

鉄不足が解消してきて、朝の寝起きがラクになりました。また、関係があるかわかりませんが、生理痛もなくなりました。

CASE 2

『仕事が忙しく、食事をおろそかにしていました。**納豆ご飯のみ、菓子パンのみ**という食生活を送っていました』

（貧血当時34歳）

ヘモグロビン値

改善前 9g/dl ➤ 改善後 14g/dl ↑

フェリチン値

改善前 8ng/ml ➤ 改善後 24ng/ml ↑

まず階段の上り下りがラクになりました。以前は途中で休まないとオフィスのあるビルの4Fまで上りきれず、同僚に心配されていました。でも改善後は、休まずに4Fまで上れるようになっただけでなく、体もラクでまだ上れそうな体感になりました！

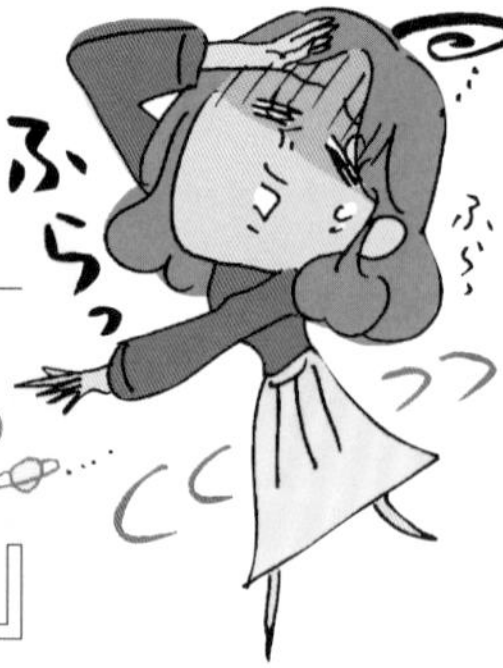

CASE 3

『不規則な生活、外食が多い、食事バランスの悪さが要因だと思います。さらに、実習生活で**昼夜逆転の生活**もよくなかったかも…』

（貧血当時18～22歳）

ヘモグロビン値

改善前 9.5g/dl ➤ 改善後 12g/dl ↑

体のだるさ、生理不順（生理がこない）が改善しました。また自然妊娠できたのも関係があるかもしれません。

CASE 4

「朝ごはんの欠食があり、動物性たんぱく質も全体的に不足していました」

（貧血当時 23 歳）

ヘモグロビン値
改善前 6g/dl ▶ 改善後 11g/dl ↑

気分がいい、前向きになれるなど、気持ちの面が大きく変化しました。

CASE 5

「10代20代の無理なダイエットが関係しているのかなと感じています」

（貧血当時 35 歳）

ヘモグロビン値
改善前 9.2g/dl ▶ 改善後 11.3g/dl ↑

立ちくらみ、疲れやすさ、冷えが改善されました。心なしか、甘いものを欲する頻度も軽減した気がします。

CASE 6

「食事をおろそかにしていました。菓子パンとか、カップ麺などで済ませていました」

（貧血当時 34 歳）

ヘモグロビン値
改善前 9g/dl ▶ 改善後 14g/dl ↑

フェリチン値
改善前 8ng/ml ▶ 改善後 24ng/ml ↑

だるさがなくなりました。貧血改善前はとにかくだるくて、休日はずっと寝て過ごしていました。仕事は栄養ドリンクを飲み、何とかこなしている状態。忙しいときは1日に2本飲むこともあり、栄養ドリンクの飲みすぎで胃潰瘍にもなりました。改善後は、だるさがなくなり、朝もスッキリ起きられるようになり、休日に趣味を楽しめるようになりました。

CASE 7

「仕事の忙しさ、日々の残業による食生活の乱れ（帰宅できないからお菓子を食べてしまう、夜遅いごはんのため少食、欠食、間食の頻回利用など）**」**

（貧血当時 32 歳）

ヘモグロビン値
改善前 10.8g/dl ▶ 改善後 12.3g/dl ↑

動くのがラクになりました。とにかく体がつらかったです。朝起きるのがつらかったのが、起きられるように。仕事から帰ると動く気になれず、夜ごはんもつくれない状態で、お風呂に入り、ベッドに行くのが精一杯だったのですが、現在は仕事から帰宅しても夜ごはんをつくり、本を読んだり自分の時間を過ごしたりする余裕ができています。

ラブテリ保健室 News! Part 1

鉄をきちんと摂っている人ほど貧血になっていた！

2022年最新データ

いずれの栄養素もヘモグロビン値が低い群のほうが摂れている！

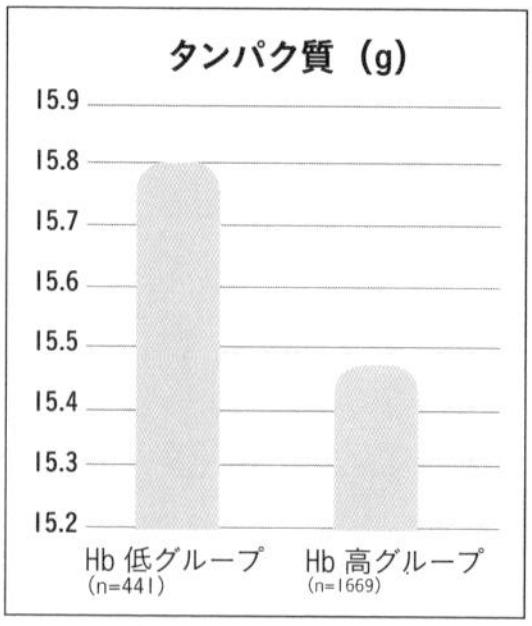

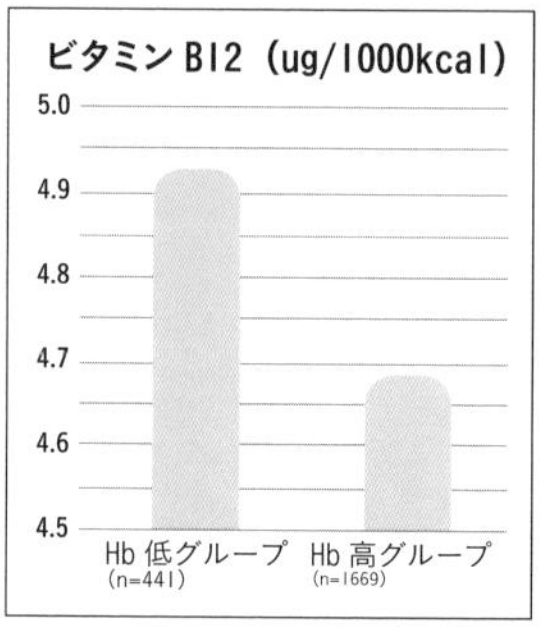

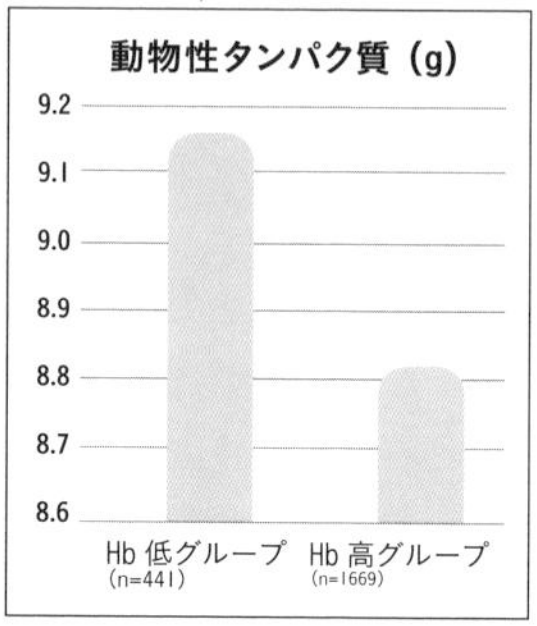

※ Hb：ヘモグロビン

出典：一般社団法人ラブテリ保健室調査より

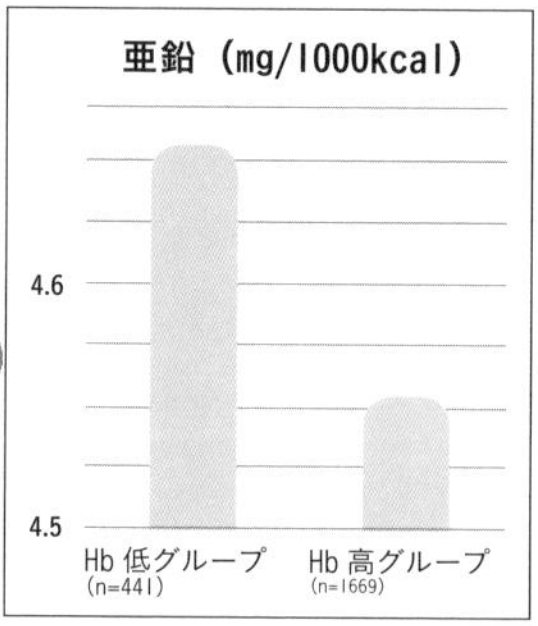

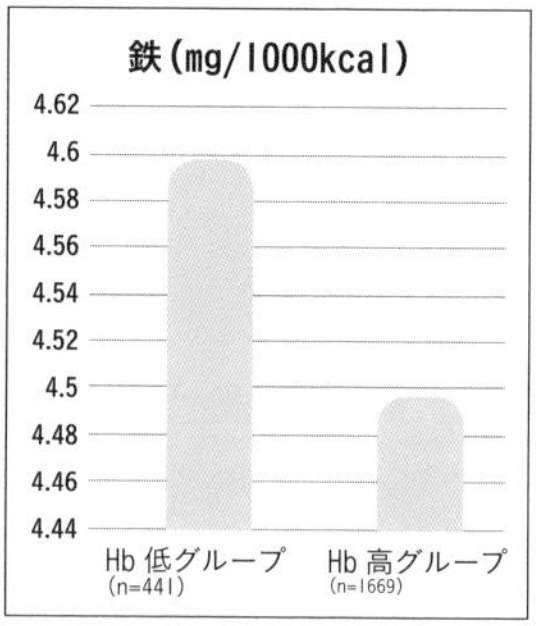

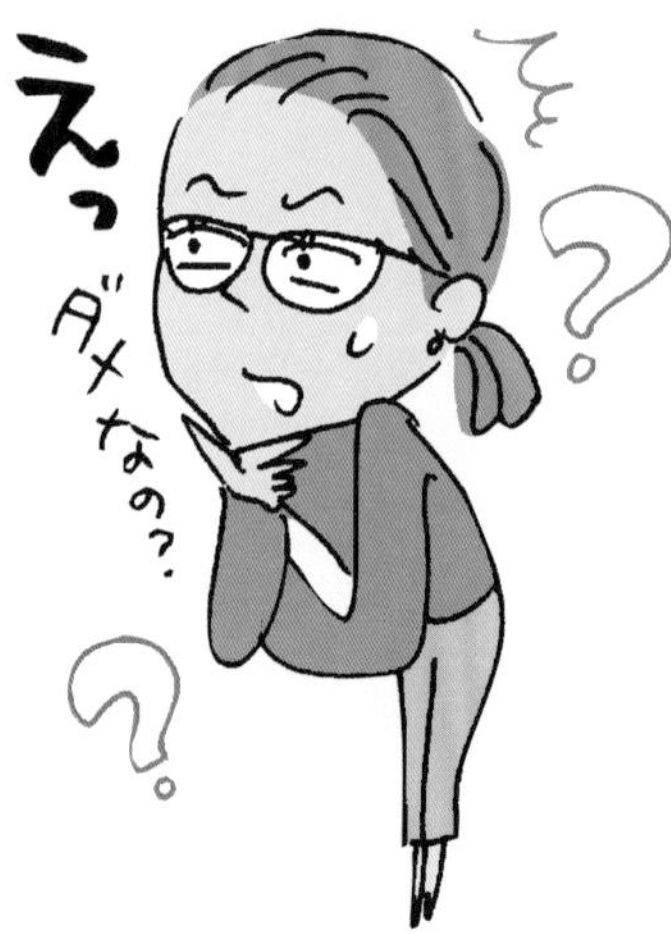

約2,000名の女性の指先に光を通してヘモグロビン濃度から推定値を出す簡易貧血チェック（非侵襲）を行ったところ、ヘモグロビン値が高い群（貧血の疑いが少ない群）よりもヘモグロビン値が低い群（貧血リスクの高い群）のほうが、多くの栄養素がきちんと摂れているという、なんともショッキングな事実が判明！

「貧血の自覚があるからこそ、鉄をはじめとした栄養素を摂ろうとしているのかもしれません。けれど、栄養素を摂れば、鉄欠乏が改善されるわけではないのです！ 上のデータは鉄などを摂った後の消化吸収や出血量などのバランスが大きく影響していることを示しています」

――細川モモ

妊娠・出産や子宮系疾患で
鉄不足になった女子たちの改善例

CASE 1

『妊娠が原因』
（貧血当時 30 歳）

ヘモグロビン値
改善前 **8g/dl** ▶ 改善後 **13.1g/dl** ↑

体のだるさが消えました。朝スッキリ起きられるようになり、イライラも減りました！

CASE 2

『産後の大量出血』
（貧血当時 35 歳）

ヘモグロビン値
改善前 **7.5g/dl** ▶ 改善後 **12.5g/dl** ↑

まず顔色がよくなりました！　また気持ちが前向きになったのも大きい変化です。

CASE 3

『第一子の産後、2 年足らずで第二子を出産、2 人とも完全母乳の**ワンオペ育児で自分の食事がおろそかに**なっていたことが原因だと思います』
（貧血当時 34 歳）

ヘモグロビン値
改善前 **13.2g/dl** ▶ 改善後 **13.5g/dl** ↑

フェリチン値
改善前 **5.9ng/ml** ▶ 改善後 **38ng/ml** ↑

頭痛や立ちくらみ、イライラ、疲労感などの不定愁訴が減りました！

CASE 4

『出産後と、月経血過多』
（貧血当時 38 歳）

ヘモグロビン値
改善前 **8g/dl** ▶ 改善後 **14g/dl** ↑

階段の上り下りなど、軽い運動で心拍数が上がらなくなりました！

⇐ **改善の秘策を本書にて紹介していきます！**

鉄分貯金の要は「貯蔵鉄(フェリチン)」! 貯蔵鉄には食事内容や出血量が影響

貧血かどうかは血液検査のヘモグロビン値(Hb)などをチェックします。
しかしP.12のグラフのように、ヘモグロビン値が低くても栄養素を摂っている割合が高く、
貧血とあまり関係がないように見えますが、
貯蔵鉄を測ると、また違った側面が見えてきました。

「3食」または「鉄サプリメント」を摂取している?

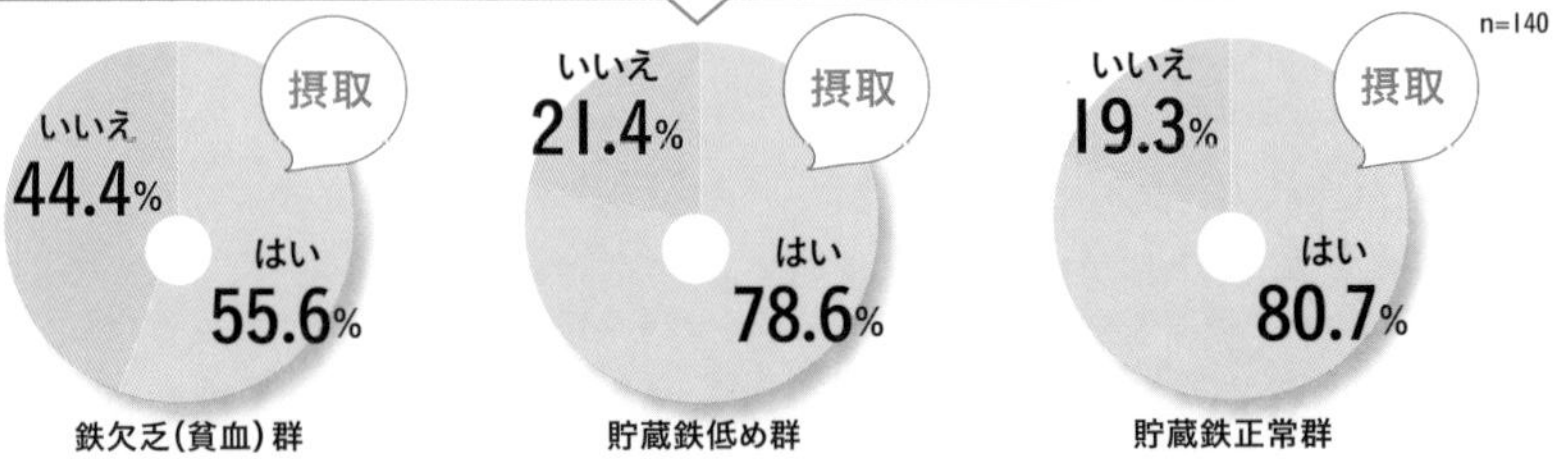

きちんと朝・昼・晩と食事が摂れているか、または鉄のサプリメントを摂っているかのいずれかを聞いたところ、貯蔵鉄の値が低い鉄欠乏群(12ng/ml以下)では約45%が「いいえ」と回答。貯蔵鉄が低め(12〜25ng/ml)群の約2倍にも相当した。

「月経の経血量が多い」または「分娩経験がある」?

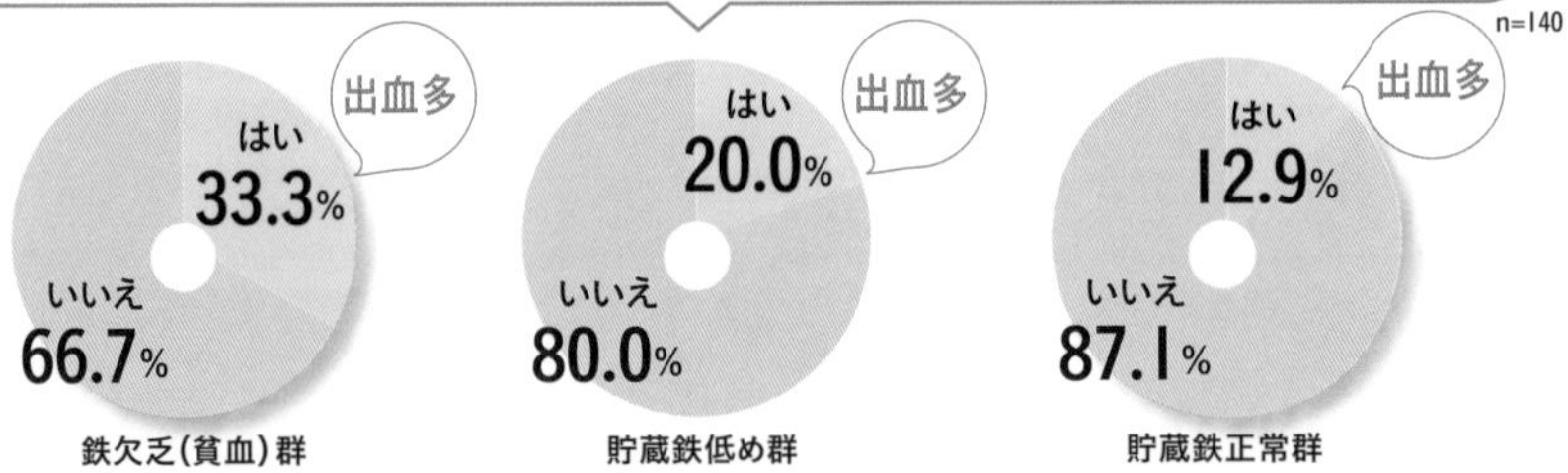

貯蔵鉄の値がもっとも低い鉄欠乏群(12ng/ml以下)では、貯蔵鉄の値が正常群(25〜250ng/ml)の約2.5倍、貯蔵鉄が低め(12〜25ng/ml)の群と比べても約1.5倍という結果に。いかに出血量が貯蔵鉄の値と結びついているかがわかる結果に。

出典：一般社団法人ラブテリ調べ

「健康診断などの血液検査でよくあるヘモグロビン値だけで貧血の有無を判断していると、もしかしたら気づかないうちに貧血が進行していることが！ 貯蔵鉄も見ていくと早期に気づけるはず。1つの指標としてぜひ知っておいてくださいね」

——細川モモ

第1章

鉄不足の症状は、じつは意外と多い

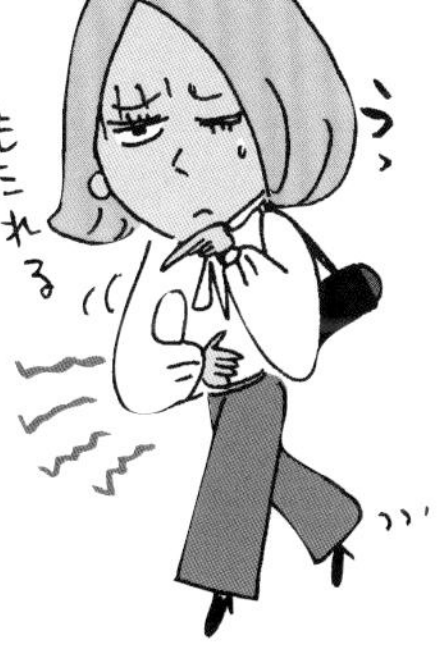

「鉄不足＝貧血」だけじゃない
酸欠状態で日常生活を送っているようなもの

鉄不足というと貧血を思い浮かべると思うのですが、それと鉄不足による症状は、じつは別物です。よく朝礼などで倒れるときの貧血は血の気がひいて目の前が真っ白になりますよね。それは低血圧や迷走神経反射などが関係していて、血液の循環が関わっています。一方、本書で取り上げている鉄欠乏性貧血は「体内の酸素量が少なく、体の酸素量を必要なだけ補給できない」ことを指します。全身に酸素を運んでいるのは血液です。その血液の大半を占める赤血球が鉄と関係していて、鉄が不足すると赤血球がつくられにくくなり、要は運ぶ配達員が不足するのです。すると、酸素が行き渡らなくなって息切れがする、だるい、頭痛がする、記憶力が低下する、顔色が悪い、髪の先まで栄養がいかないなどといった全身に症状が出るのです。

鉄不足のサインはこんなにも多岐にわたる!

当てはまる症状はいくつありますか?

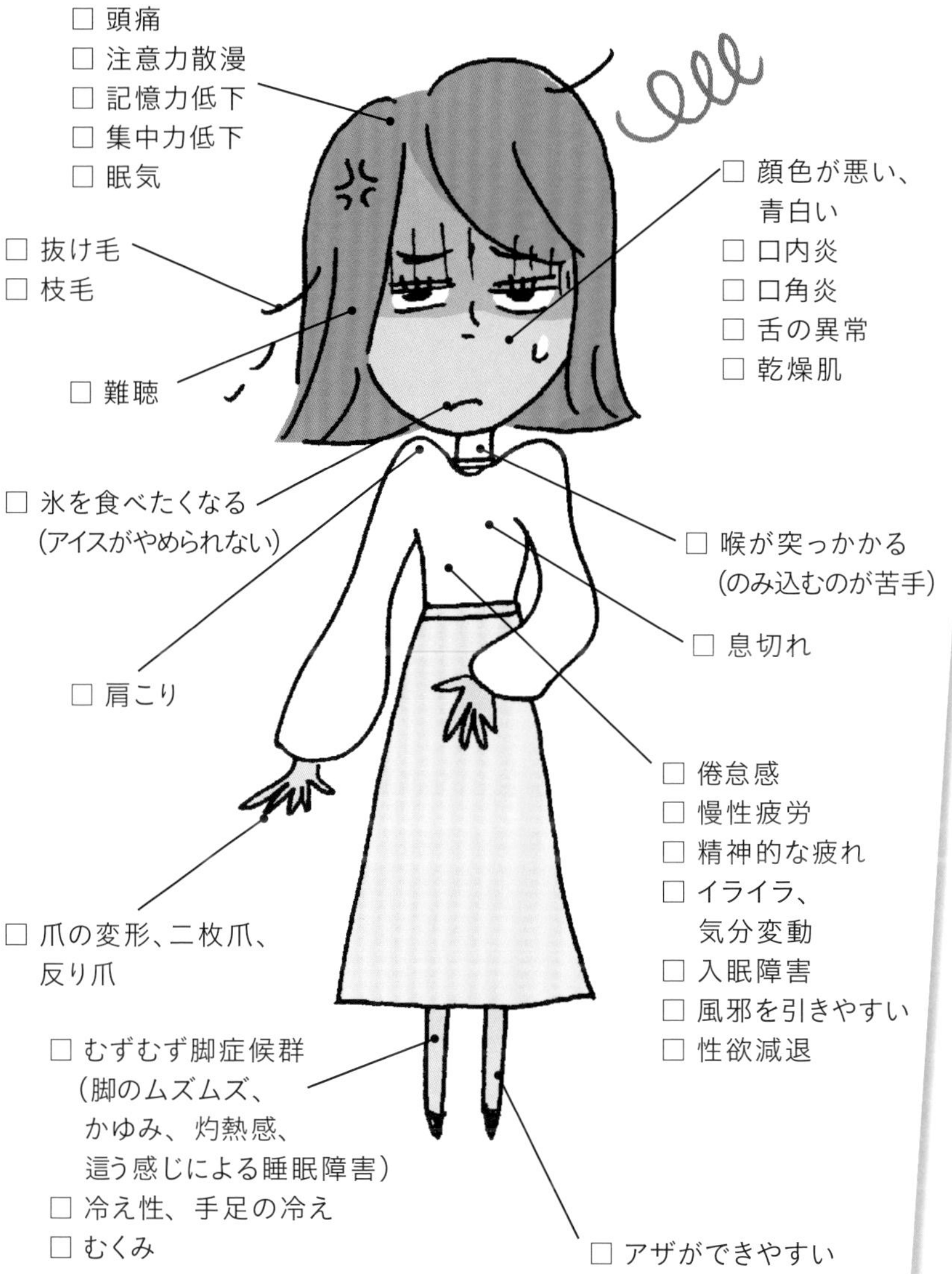

あなたは大丈夫？

鉄欠乏性貧血リスクチェック

※一般社団法人ラブテリが作成。鉄欠乏性貧血と診断するものではありません。

A

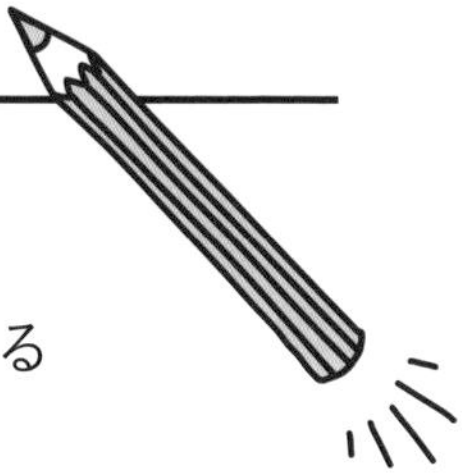

□ 規則的にくる生理の出血量が多いと感じる（3日目も多い）

□ 規則的にくる生理が8日以上続く

□ 不正出血が度々ある（子宮筋腫や内膜症含む）

□ 朝ごはんを食べない

□ 階段や坂道で息切れや動悸を感じる

□ 過去1年以内のヘモグロビンの数値が12g/dl以下

□ ダイエットで半年以上食事量を減らしている

□ 慢性的に疲れやすい

□ 爪が割れる / 伸びない / 中央が凹む

□ 食事をのみ込みにくいと感じる

□ 食欲があまり湧かない

□ まぶたの裏が白い

□ 持続する下痢、血便、黒色便がある

□ 炎症性腸疾患（クローン病・潰瘍性大腸炎など）、甲状機能異常、そのほか出血傾向のある基礎疾患がある

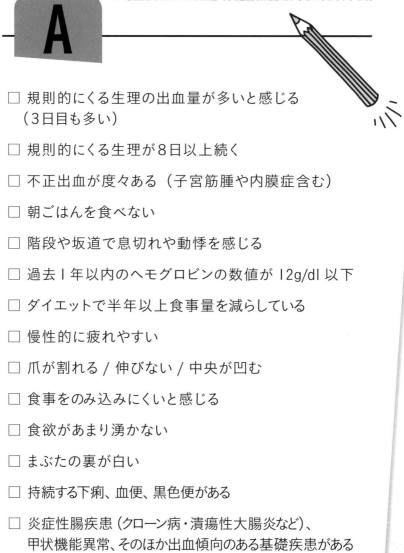

あなたは大丈夫？

鉄欠乏性貧血リスクチェック

B

- □ イライラしたり気分が憂鬱になりやすい
- □ アイスなどの冷たいものを一年中食べている
- □ 氷をガリガリ食べる
- □ 出産や手術で多量出血を経験した
- □ すっぴんの顔色が悪い
- □ BMIが25以上（肥満体型である）
- □ 手足が冷えやすい
- □ 頭痛 / 頭が重たいことが多い
- □ 髪の毛が抜けやすい
- □ 身長が165cm以上
- □ BMIが19未満（痩せている）
- □ 動物性たんぱく質を毎日食べない
- □ 週3回以上、激しい運動をしている
- □ 脚がムズムズ、チクチクする

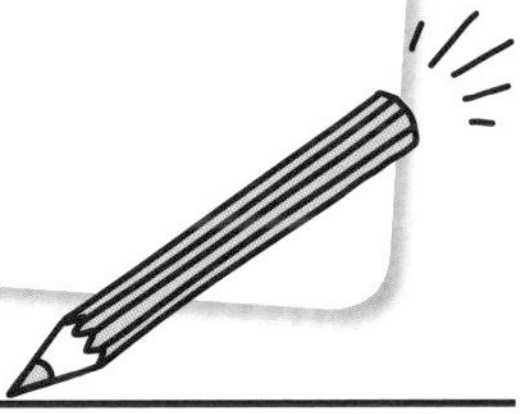

あなたは大丈夫？

鉄欠乏性貧血リスクチェック

C

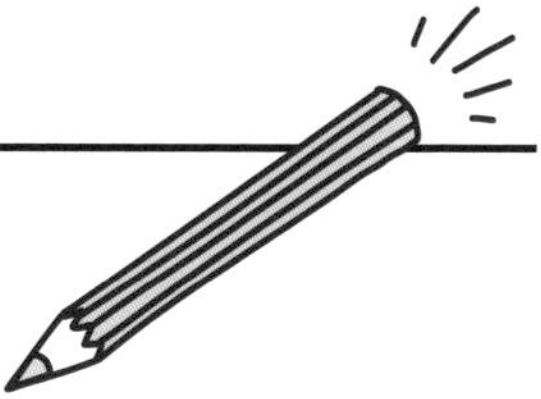

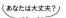

- □ 甘いものがやめられない
- □ 週に60時間以上働いている
- □ 忙しすぎて食生活に気が回らない
- □ 緑茶 / コーヒー / 紅茶を毎日2杯以上飲む
- □ エナジードリンクを毎日飲む
- □ 小食だといわれる
- □ 食事は野菜を中心に選んでいる
- □ 食事は価格をもっとも重視している
- □ お肉では鶏肉をいちばんよく食べる
- □ 冷凍食品やレトルトをよく食べる
- □ 目の下にクマがある
- □ むくみやすい

鉄欠乏性貧血リスクチェックの見方

A

1つでも当てはまれば
レッドカード！

14項目のうち、1つでも該当したら、すでに鉄欠乏性貧血の可能性大！疾患や生理で気になることがあれば、ぜひ病院で受診し、相談してください。まずは疾患などをクリアすることが先決です。と同時に、鉄もしっかりチャージしていきましょう！

B

2つ当てはまると
イエローカード

2つ以上当てはまると、だいぶ鉄欠乏性貧血のサインが出てきている状態です。このままの生活習慣で過ごしていると、鉄欠乏性貧血へとまっしぐら！　この機会に鉄を摂る習慣をつけていきましょう。

C

3つ当てはまったら
検査推奨…

生活習慣や日々のカラダや肌状態には、鉄欠乏性貧血になる要素が数多く潜んでいます。当てはまる項目がすでに年単位で続いているなら、すぐに貧血の検査を。そして鉄分貯金を今からスタートさせましょう。また、無月経やたまにしか月経がこない（稀発月経）場合には鉄の排出が減るため、鉄欠乏性貧血の該当リスクの減るものの、放置するのはよくないので必ず婦人科で受診してください。

鉄欠乏性貧血の中にもタイプがあります。
次ページからはそれぞれの特徴を解説していきます。

あなたは何タイプの鉄不足？

全8タイプ別 特徴とアドバイス

Type 1

ダイエット型 鉄不足女子

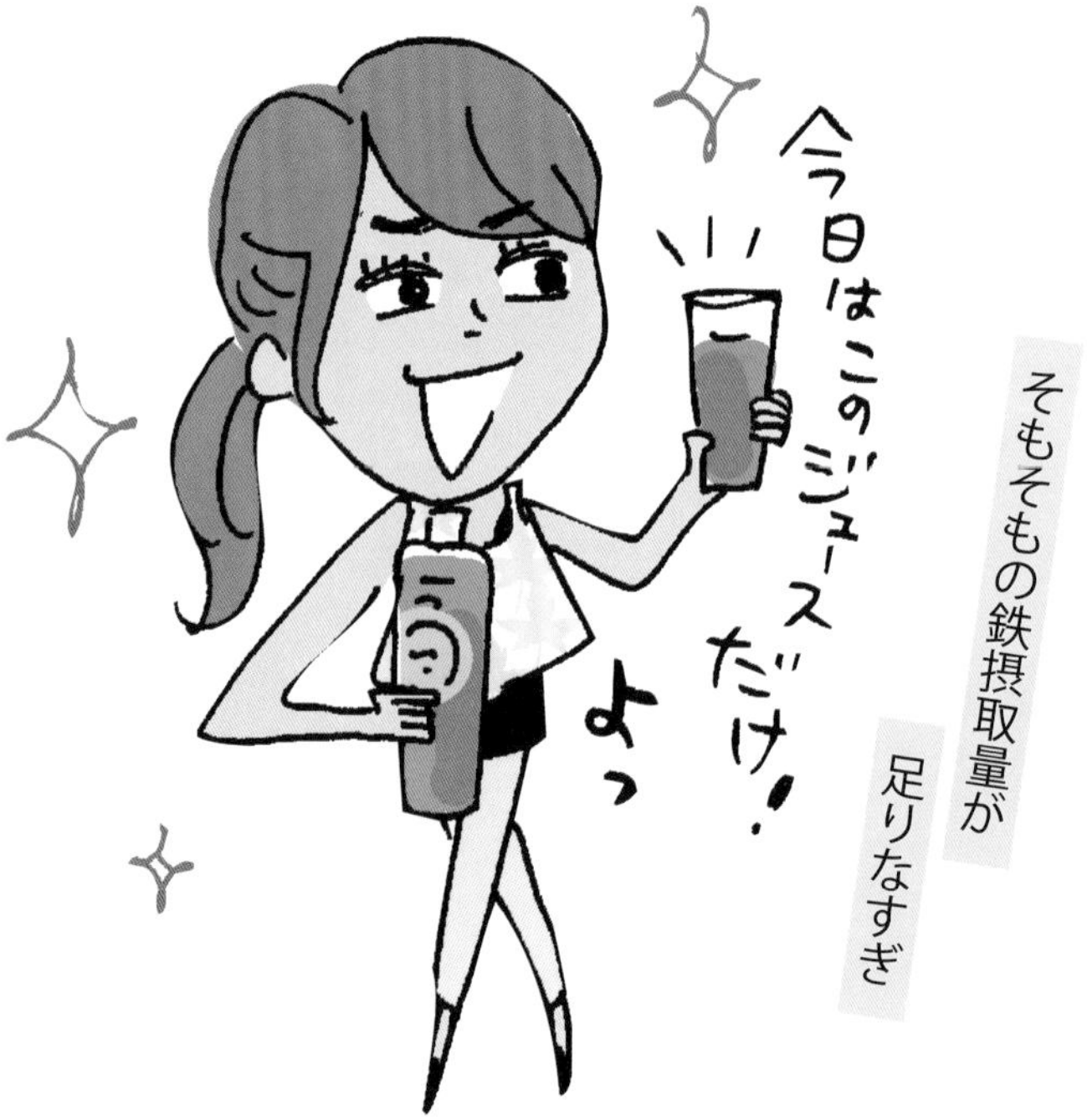
今日はこのジュースだけ！
よっ
そもそもの鉄摂取量が
足りなすぎ

10代から特に増えるダイエット女子。食事量を減らし、カロリー制限をしてダイエットに励む女子が多いけれど、１食でも抜いてしまうと、鉄欠乏のリスクが大幅にアップしてしまい、貧血率が上がってしまうのです。また、健康意識が高く、ジュースクレンズをする人やスムージー愛飲者も鉄不足の可能性大。

ADVICE

- 欠食をなくし、しっかり３食摂る
- たんぱく質をきちんと摂る
- 月経がある場合は鉄のストックが枯渇している可能性があるので、鉄を意識して目標摂取量を目指して摂る

※先天的に骨髄から赤血球がつくり出せない疾患（再生不良性貧血など）は除外しています。

Type 2

出血過多型 鉄不足女子

鉄の摂取量よりも
"出ていく量"が多すぎ

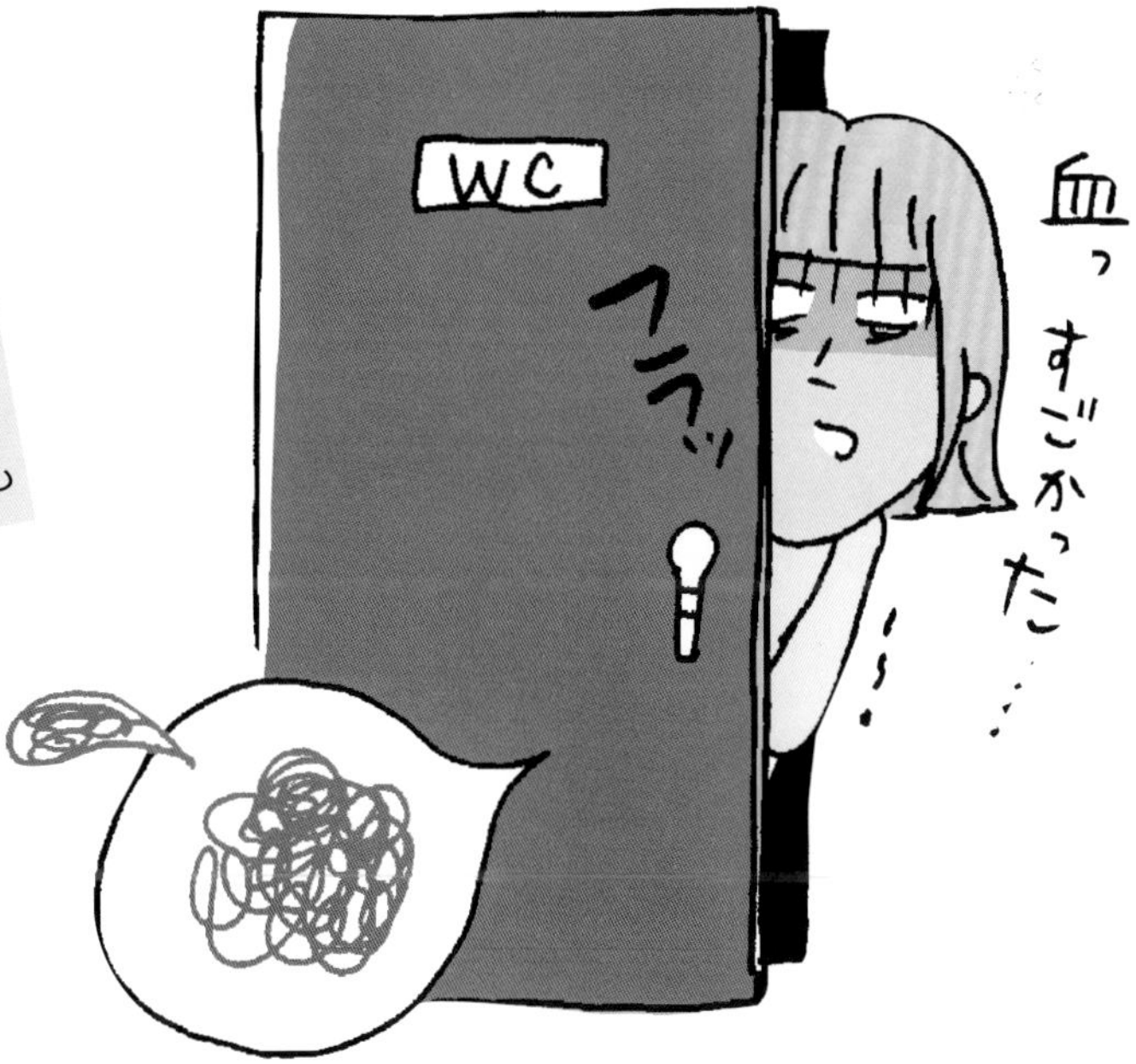

食事はきちんと摂れていて、体に入ってくる鉄の量はそこそこあっても、出ていってしまう量のほうが多い女子を指します。出ていく量が多い女子に考えられるのは、月経の出血量が多いこと。そのほかにも、不正出血や子宮筋腫などの出血系の婦人科疾患があることなども要因になります。また、出産時に多量の出血を経験した経産婦もこの Type 2に該当します。

ADVICE

- 婦人科疾患がある場合は受診することが先決
- 月経過多の場合、出血量を調整する漢方や低用量ピルなどの対処法があるので受診をおすすめ
- 出血が多い場合は食事だけでは足りないのでサプリメントも活用を

Type 3 消化力弱め型 鉄不足女子

胃もたれしやすく、
胃腸が弱い自覚がある

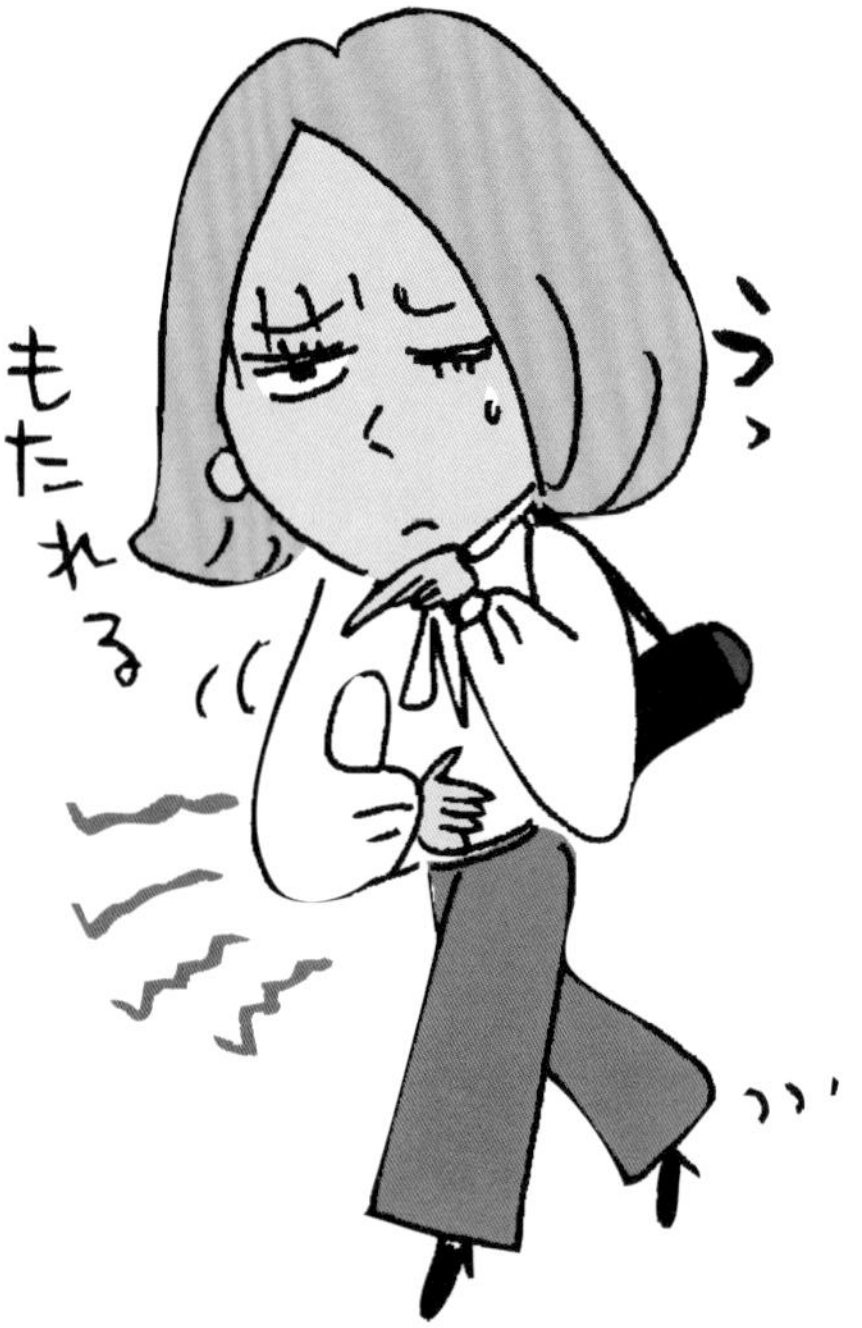

食事をお腹いっぱい食べると胃が痛くなる、お肉などの脂質の多い食事をすると胃もたれを起こしやすい、ストレスですぐに胃が痛くなる、などに当てはまる女子のこと。なんとなくずっとお腹の調子が悪い場合は炎症性腸疾患（IBD）、過敏性腸症候群（IBS）、胃に痛みや不快感がある場合は胃炎、胃・十二指腸潰瘍、胃食道逆流症などが考えられます。特にIBDや胃・十二指腸潰瘍などは出血や栄養素の吸収力低下から鉄欠乏性貧血になりやすいので、早めにクリニックで受診しましょう。

ADVICE

- 内科や消化器内科を一度受診する
- 消化管の疾患が疑われる場合は治療が優先
- 消化に負担のかかりにくい鉄食材や調理法を選ぶ

Type 4

ホルモン乱れ型 鉄不足女子

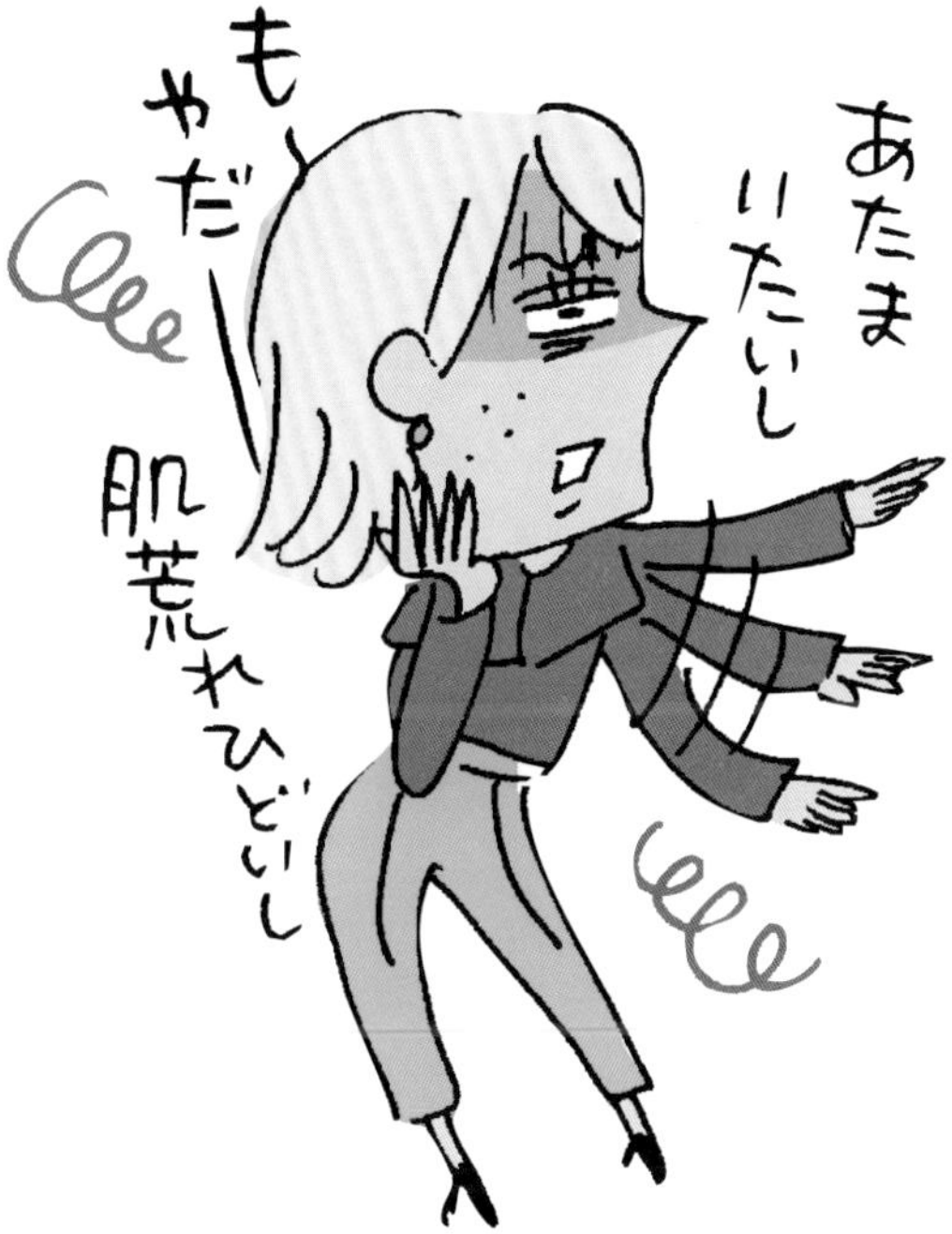

疲れやすい、やる気が起きない、とにかく調子が悪い人

甲状腺ホルモンが乱れている人のこと。甲状腺機能低下症の場合、10～40％に貧血がみられるというデータがあります。甲状腺機能が低下すると、子宮内膜が増殖し月経過多をきたし、鉄欠乏性貧血になることがあります。また鉄欠乏による貧血ではありませんが、代謝が落ちることで末梢組織における酸素の需要が低下し、その結果、骨髄でヘモグロビン（Hb）の産性が減り、貧血状態になるパターンもあります。すると、疲れやすい、やる気が起きない、頭痛、肌荒れなど不調のオンパレードに。また、甲状腺機能が亢進しても、代謝が亢進し、鉄消耗による鉄欠乏が起こります。

ADVICE

- 甲状腺の検査をする
- 甲状腺機能異常と診断されたら治療を優先

Type 5

ビタミン不足型 鉄不足女子

疲労感が漂い、顔色が青白い人が該当

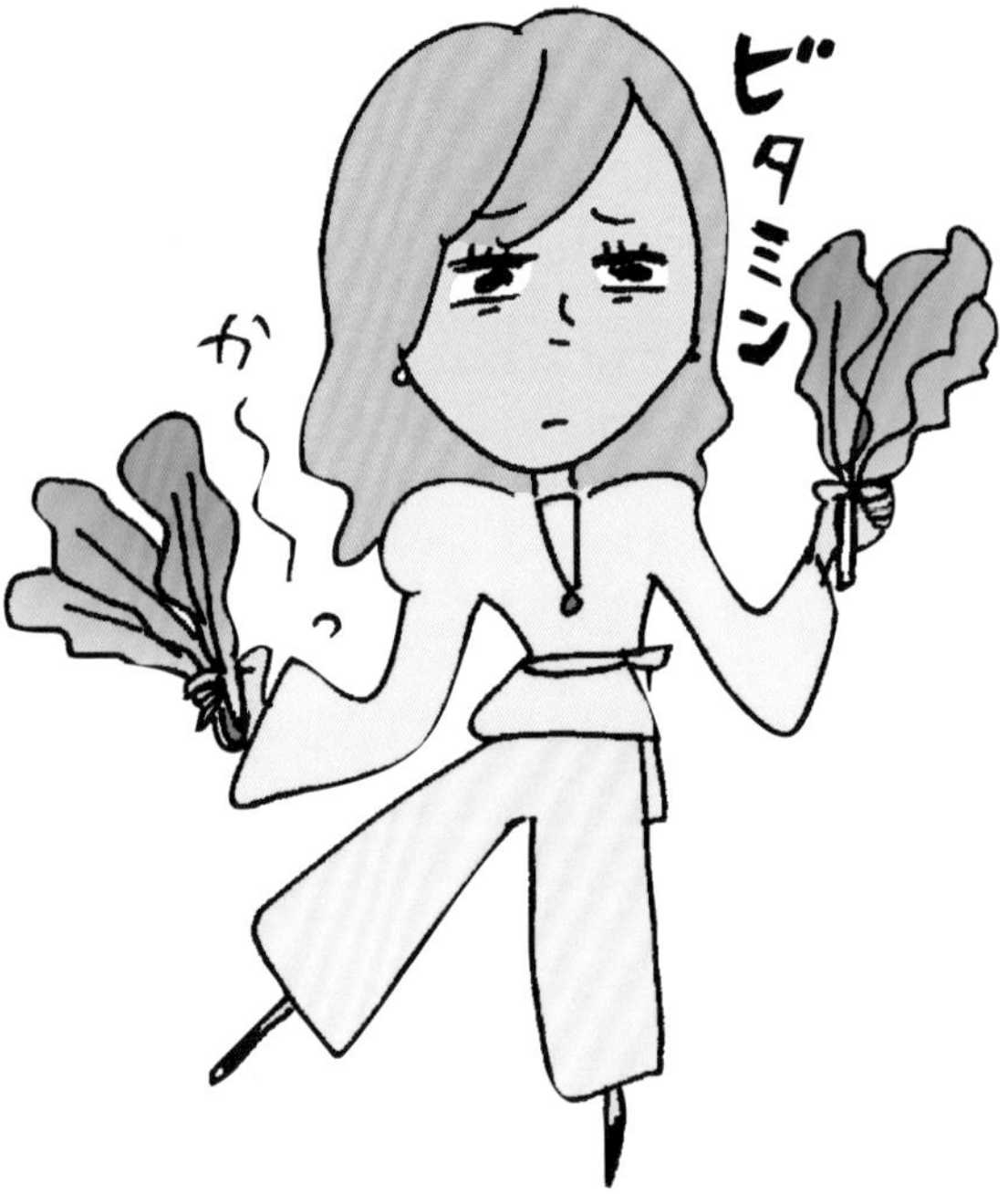

ビタミン不足型は、鉄と同じく血液をつくる栄養素であるビタミン B_{12} や葉酸が不足することが要因。不足すると未熟な赤血球ができてしまい、貧血に。この葉酸欠乏性貧血は妊婦に起こりやすいのが特徴です。食事でこれらのビタミン類が摂れていない、または摂っていても体内にうまく吸収できていない、遺伝子多型により食事だけでは不足させてしまう人もいます。脱力感や息切れ、顔色が青白く見えるなどがサイン！

ADVICE

- ビタミン B_{12} や葉酸を食事などでしっかり摂る
- あまりに貧血症状が出ている場合は一度血液検査でチェック
- 胃のコンディションが悪いと吸収率が下がるので、胃を整える
- 胃の整え方は、アルコールやカフェイン、香辛料、熱すぎる食べ物を控える、ストレスケアを行うなどがある

Type 6
菌感染型 鉄不足女子

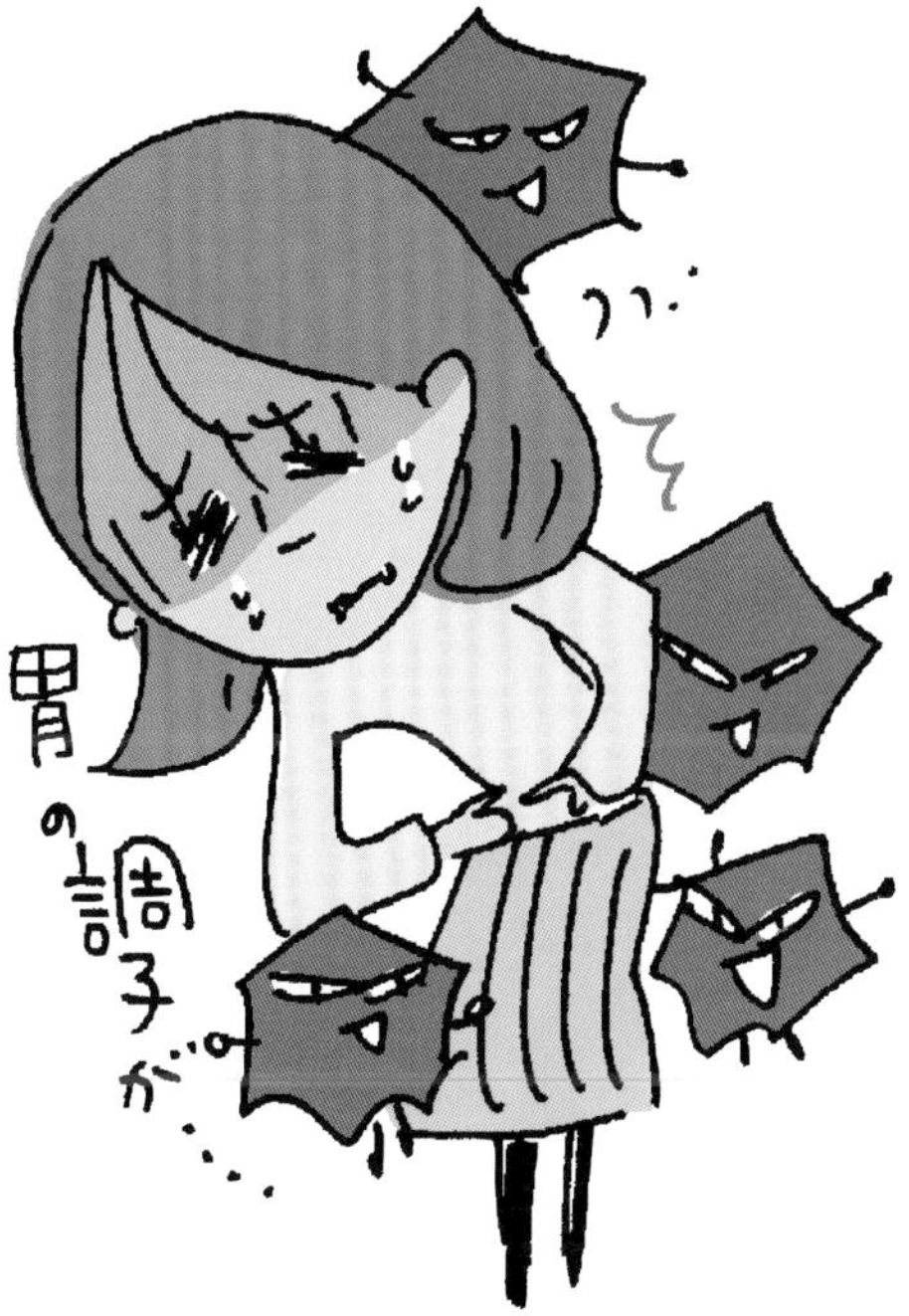

なかなか改善しない人は
ピロリ菌かも！

病院で鉄剤の治療を行っていたり、食事指導などで鉄を摂るように努力していても貧血が改善しない場合に疑われるのが菌感染型。消化器官の萎縮性胃炎だったり、微量の出血をもたらすピロリ菌がいるのが原因な場合もあります。きちんと治療すると貧血が著しく改善するケースも！ 自覚症状としては胃もたれや胃痛、胃部不快感、食欲低下などがあります。

ADVICE

- 一度、病院でピロリ菌の検査をしてみる
- ピロリ菌がいた場合は除菌について病院で相談してみて

Type 7

筋肉多め・高身長型 鉄不足女子

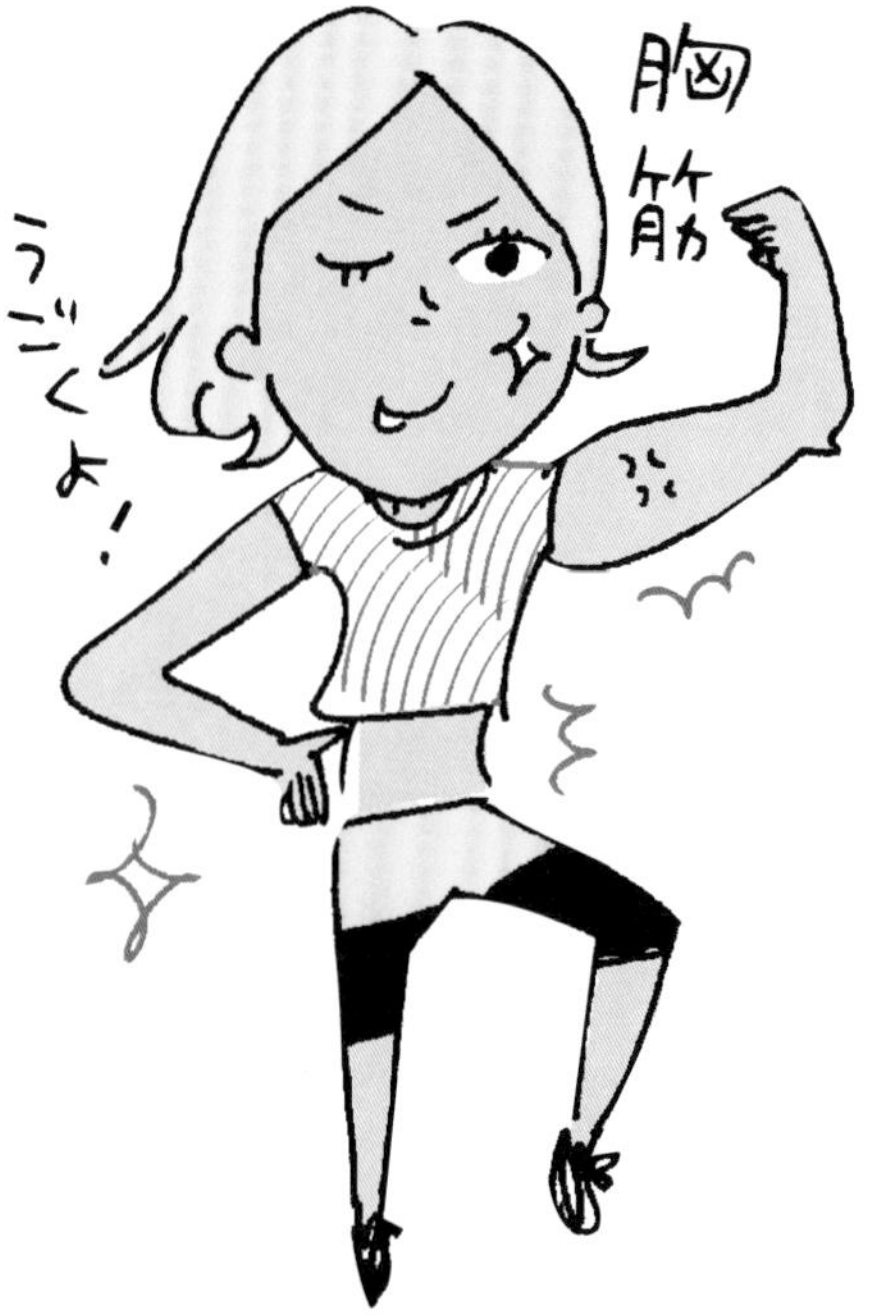

スポーツ好き、体格のよさで貧血に

部活動や趣味などで激しい運動をしている人はスポーツ貧血と呼ばれる貧血に該当することがあります。尿や汗による排泄が増えるほか、筋肉をつくるのに鉄が必要となるため、貧血につながるのです。また身長が 10cm 高くなると脚の筋肉は 4kg 多くなります。筋肉にはミオグロビン鉄が含まれるため、筋肉量が増えると鉄の需要が高まります。血液（ヘモグロビン）の材料が足りていれば問題ありませんが、足りないと貧血に。

ADVICE

- アスリートの１日の鉄の推奨摂取量は通常の約 1.5 倍、目安は１日 15 ～ 18mg
- しっかり食事で鉄を摂り、足りない分は鉄剤の注射やサプリメントも活用
- 国際オリンピック委員会は貯蔵鉄 35mg/ml 未満を鉄減少としている

Type 8

亜鉛不足型 鉄不足女子

自覚症状は
肌荒れや味覚の鈍さがある人

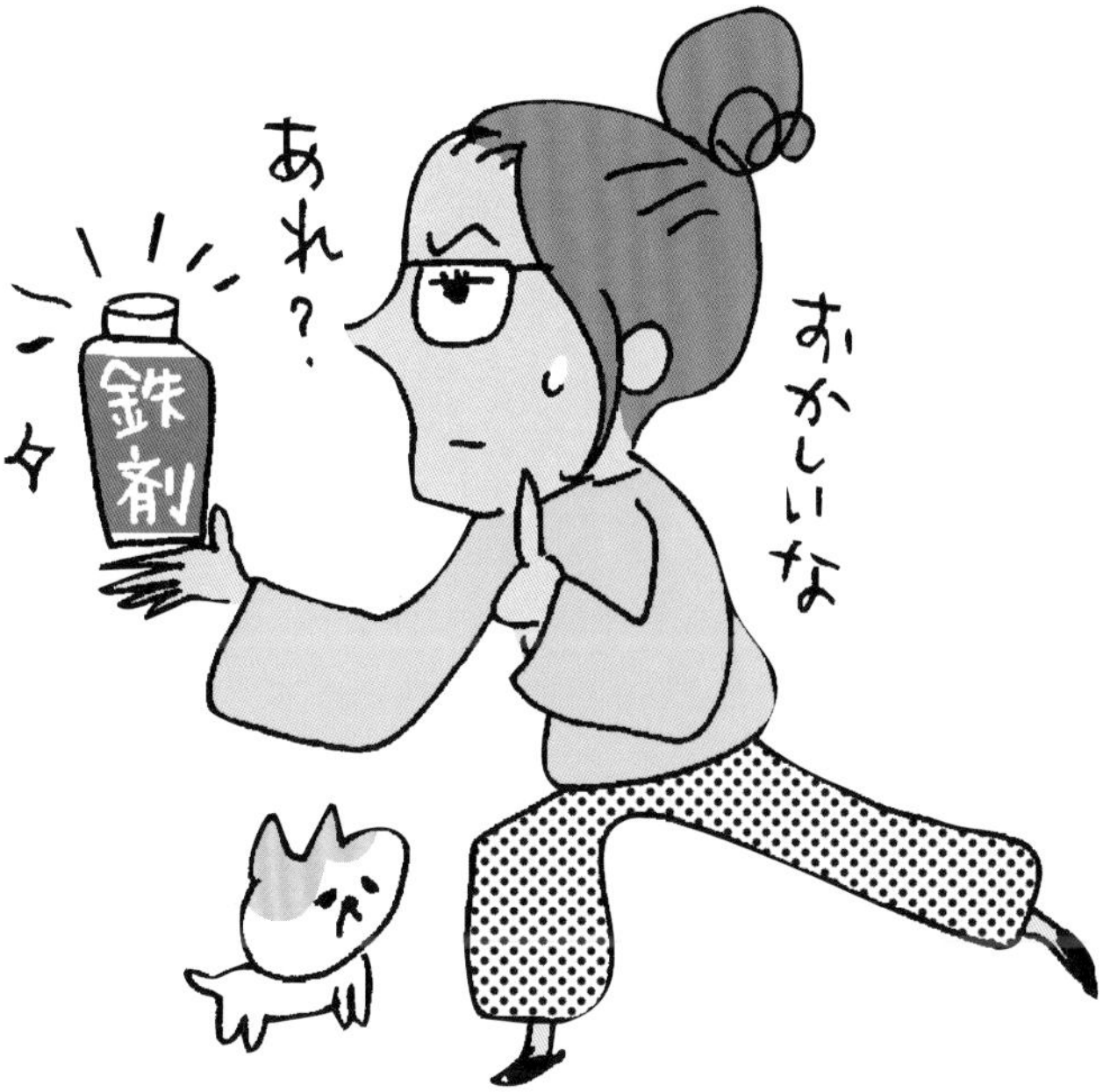

亜鉛は貧血に関係する重要なミネラルです。この亜鉛が足りなくなると、赤血球を包んでいる膜が脆く壊れやすくなるなどの症状が出て、亜鉛欠乏性貧血の要因になってしまいます。主に、病院で処方された鉄剤をのんでも改善が見られない人に多いのが特徴です。マラソンなどの長距離を走る人や妊婦さんにもよく見られます。吐き気や下痢、腹痛、皮膚炎、口内炎、傷が治りにくいなどは亜鉛不足のサインかもしれません。

ADVICE

- 亜鉛をしっかり摂る
- 食事で足りない場合はサプリメントも活用する

病院で診断される貧血の種類

ここまで貧血のタイプについて書いてきました。実際に病院で診断される場合は、まずポイントとなるのが「いつから症状があるのか」という点です。

●急性貧血・亜急性貧血…数日、もしくは2～3週間以内に動悸や息切れ、立ちくらみなどが出始めた場合は、急性または亜急性の貧血と考えられます。具体的には、急性消化管出血や溶血性貧血、急性白血病などの病名がつき、早急な治療が必要な場合が多くあります。

本書ではこちらに注目！

●慢性貧血…数週間以上前から貧血の症状がある場合をはじめ、症状はないものの、健康診断などで指摘されて初めて気づくケースがあります。ほとんどが緊急性を伴わないものの、中には危険な病気が潜んでいることもあるので医師とよく相談しましょう。

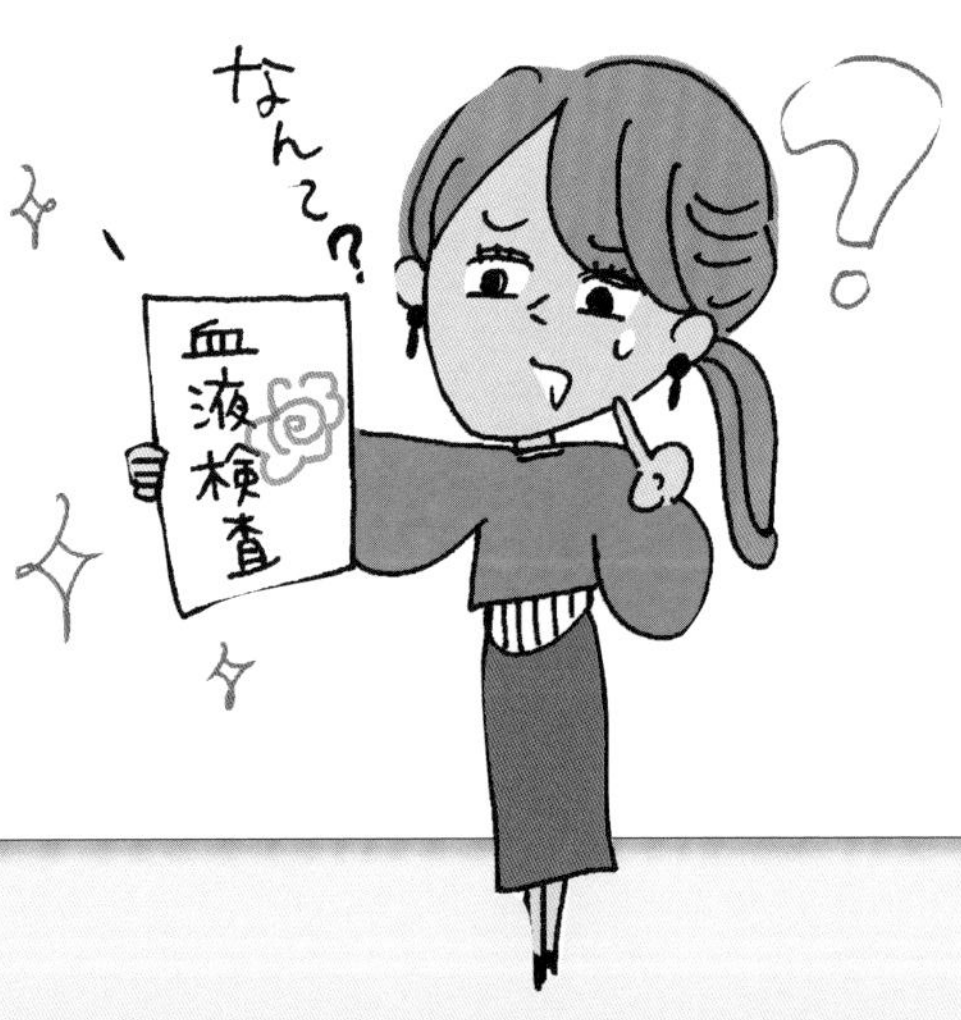

【消化管出血】吐血、黒色便、血便などが見られる。原因となる主な疾患は胃潰瘍や十二指腸潰瘍、出血性胃腸炎、胃がん、食道がん、大腸がんなど。

【溶血性貧血】血管の中を流れる赤血球が溶血する（破壊される）ことで起こる貧血の一種。先天性と後天性の2つのパターンがある。

赤血球の大きさも貧血と関係あり！

健康診断などで血液検査をした場合、「MCV」※という項目を見てください。このMCVは赤血球1個あたりの大きさの指標となっていて、赤血球の大きさでも貧血を分類しています。

●**小球性貧血**…ヘモグロビンが少ない鉄欠乏性貧血やヘモグロビンの産生がうまくできない障害があるときに、赤血球の大きさは小さくなり、小球性貧血になります。

●**正球性貧血**…赤血球の構造に異常はないものの、急性貧血や慢性疾患が伴う貧血、甲状腺機能低下症、副腎皮質ホルモンの低下などが要因となります。

●**大球性貧血**…赤血球は大きくなっているものの、赤血球の数が減るため貧血状態になることを指します。ビタミンB_{12}や葉酸の欠乏、肝機能障害、急性白血病などが原因といわれています。

※【MCV】…Mean Corpuscular Volume（平均赤血球容積）の略。

MCVの数値の見方

MCV		貧血の種類
＜80fl	➤	小球性貧血
80～100fl	➤	正球性貧血
100fl＜	➤	大球性貧血

血液検査のどこを見ると貧血かわかる？

血液検査のHb（ヘモグロビン値）とＭＣＶ（平均赤血球容積）の2つを主に見ます。Hbは運搬役のヘモグロビンがどのくらい血中に存在しているのかの数をチェックしています。また、ＭＣＶは赤血球1個あたりの平均的な大きさを表す指標なので、この2つを確認します。健康診断などで血液検査をすると測れますが、なかなか血液検査の機会がないという方は、無料でHbとＭＣＶの数値を知ることができる〝献血〟がおすすめです。

ところが、下のグラフの通り、ここ30年くらいで献血を希望してもできなかった女性が増加傾向に。なぜできなかったかというと、献血ができるのはHb値が12ｇ／dl以上（正常値）という基準があるから。それだけ貧血の女性が増えているということでもあるので、一度、自分の数値を知っておくことが大切です。

【貧血の相談ができるのは何科？】
子宮筋腫や月経過多などの婦人科系疾患がある場合は婦人科、そのほかの場合は内科や消化器内科で受診を。

献血希望者で献血できなかった女性の推移

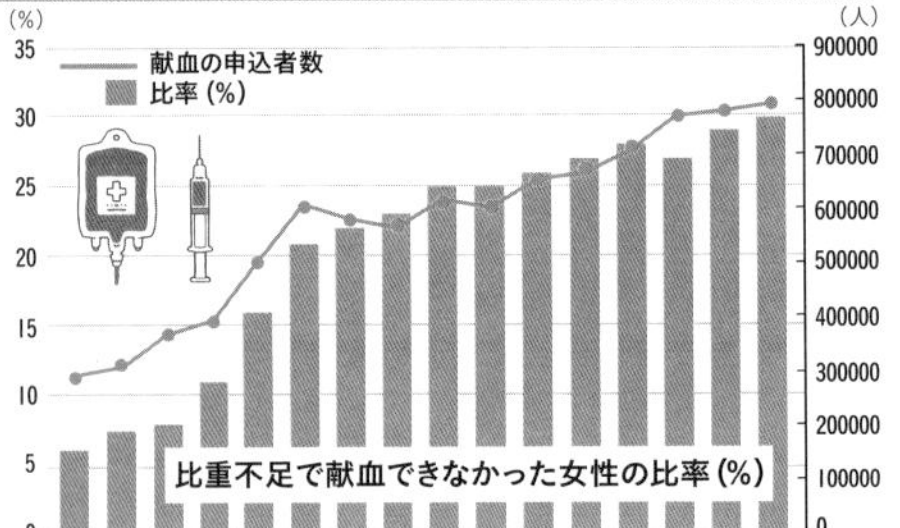

400ml 献血「献血事業の現状」から

「貧血」と判断する3つの指標

1 ヘモグロビン値 [Hb]

血液検査の項目のひとつにあるヘモグロビン値。WHOの基準では、男性（15歳以上）13g/dl未満、女性（妊娠していない15歳以上）12g/dl未満、妊娠中の女性11g/dl未満、上記の場合は貧血と定義されています。

2 平均赤血球容積 [MCV]

貧血の種類を判断するのに用いられる項目です。こちらも血液検査で調べることができ、正常範囲内の数値は80～100flとなっています。

＋

＼さらに！／
深掘りして知っておきたい

3 貯蔵鉄 [フェリチン]

肝臓や脾臓に蓄えられている鉄のこと。血中のヘモグロビン値やMCV値は、もともと体がもっている恒常性によって一定に保たれるような仕組みになっています。とはいえ、体内で不測の事態が起これば数値は乱れるもの。それでも恒常性を保つために貯蔵鉄から借りてきては一定に保つような働きがあるのです。しかし、貯蔵されている鉄をどんどん使ってしまえば枯渇してしまいます。そのため、この貯蔵鉄の数値が隠れ貧血かどうかの目安になるのです。（詳しくはP.36へ）

＼ラブテリのイベントでも鉄チェックが可能です！／

「Luvtelli」アプリ

私が代表を務める一般社団法人ラブテリの公式アプリでは、鉄や骨密度などが測定できるイベント「保健室」の情報が掲載されています。血液検査不要で、生後6か月の赤ちゃんから測定できるので、ぜひ活用してください。

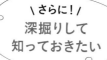

日本女性の貧血の割合は世界の中でもダントツ

下の表にあるように、世界各国と比べると、日本女性は突出して鉄不足状態にあることがわかります。その背景として、若い年代ほど「痩せている＝美しい」という根強い憧れがあることが挙げられます。それを裏付けるように、現代女性たちの1日の摂取カロリーは終戦直後を下回っているというデータがあります。

さらに、働く女性たちの貧血には、女性の社会進出を取り巻く環境も関係しています。就業時間が長引くほどに朝食の欠食率が高まるなど、栄養素の摂取量が減少していく傾向にあることが一般社団法人ラブテリの栄養調査でわかってきました。これでは女性が疲れやすく、だるい、やる気が起きないなどの症状が出てくるのは当然といえる状況なのです。そのほか、最新の研究では遺伝子のタイプにより、鉄の吸収に個人差があることもわかっています。

世界の女性の鉄欠乏・鉄欠乏性貧血の頻度

国名	対象年齢（歳）	鉄欠乏性貧血(%)	鉄欠乏（%）
米国	20～29	5	9～11
英国	18～14	6.6	20
スイス	女性全体	3	19
ノルウェー	20～55	3～4.7	15.1
デンマーク	18～50	26	18
フィンランド	20～35	58	20
オランダ	20～50	0～5	16
スペイン	19～35	39	10.7
トルコ	19～40	22.8	40.0
日本	**20～49**	**19.8～26.6**	**29.2～48.4**
	12～89	**8.5**	**49.9**
シンガーポール	30～40	-	8～23
バングラディッシュ	16～40	35	15～59

出典：鉄剤の適正使用による貧血治療指針 改訂〔第2版〕」
日本鉄バイオサイエンス学会 治療指針作成委員会 編

食材に含まれる鉄が約20年間で大幅に減少！

昨今、野菜に含まれる栄養価が下がっていると聞いたことはありませんか？　じつは野菜だけでなく、たんぱく質中の鉄の含有量の低下が食品標準成分表を見ると比較できます。２００５年と現在とでは、主に肉・卵・大豆に含まれる鉄が減少しているのです。これは日本のみならず、アメリカでも同じ状況で、ほとんどの食品が１９９９年に比べて２０１５年のほうが鉄濃度が低いという論文が発表されています。ということは、今までと同じように食事をしていても、気づかぬうちに鉄の摂取量は減っているという事態に陥っていたのです。このような要因も影響しているのか、下のグラフでは、ここ40年くらいの間に鉄の摂取量が大幅に減少していることがわかります。これでは貧血大国となっても不思議はありません。

鉄の摂取量もこの40年で大幅に低下

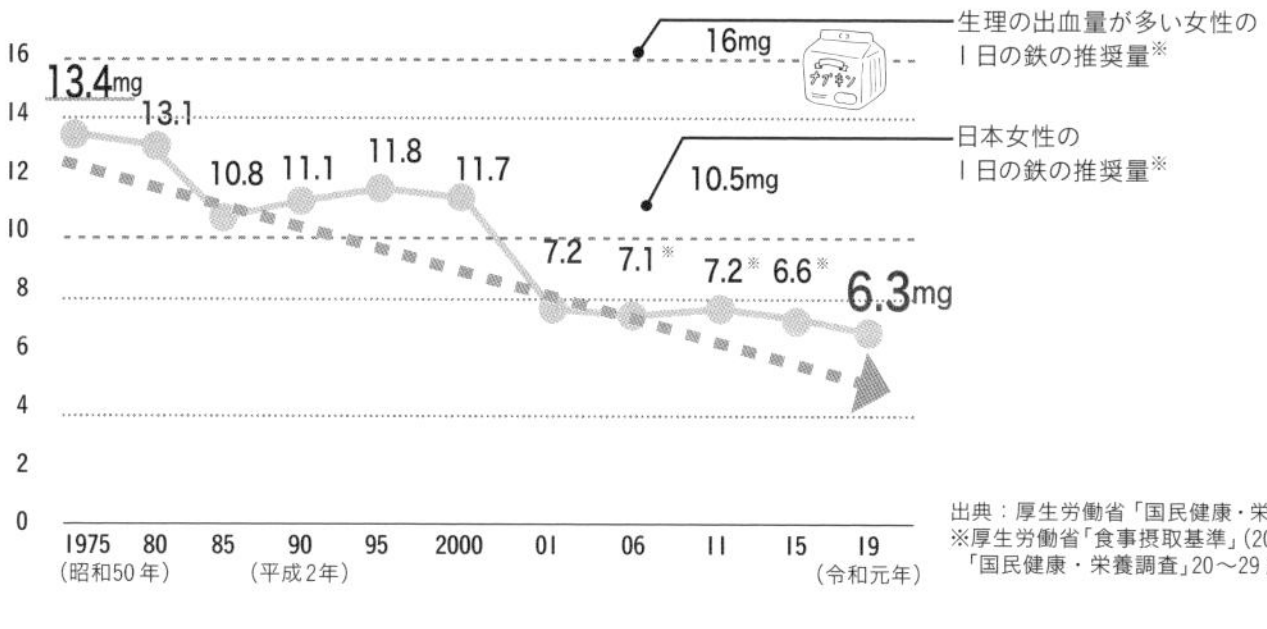

出典：厚生労働省「国民健康・栄養調査」より
※厚生労働省「食事摂取基準」(2020年度)
「国民健康・栄養調査」20〜29歳／30〜39歳の中央値を採用

自分の「貯蔵鉄」の値、知っていますか？

血液検査で貧血を判断するときの指標は、ヘモグロビン値（Hb）と平均赤血球容積（ＭＣＶ）でした。ですが、これだけ鉄不足に陥っている現状の中で、この２つの値が正常値範囲内だったとしても、鉄不足のサインが見られることが多々あります。その鍵を握っているのが「貯蔵鉄（フェリチン）」なのです。HbやＭＣＶは血液中の鉄濃度ですが、貯蔵鉄は肝臓や骨髄などにストックされている鉄のこと。血中の鉄が足りなくなると、このストックから貯金を下ろすかのように差し出されます。この鉄の貯金は何かあったときのための保険として、ある程度ストックしておかなくてはなりません。ですが、２００９年の国民健康・栄養調査では、20〜40代女性の半数以上が貯蔵鉄不足であることがわかっています。貯蔵鉄が少ない＝貧血予備軍という状況なのです。

貯蔵鉄不足の女性の割合

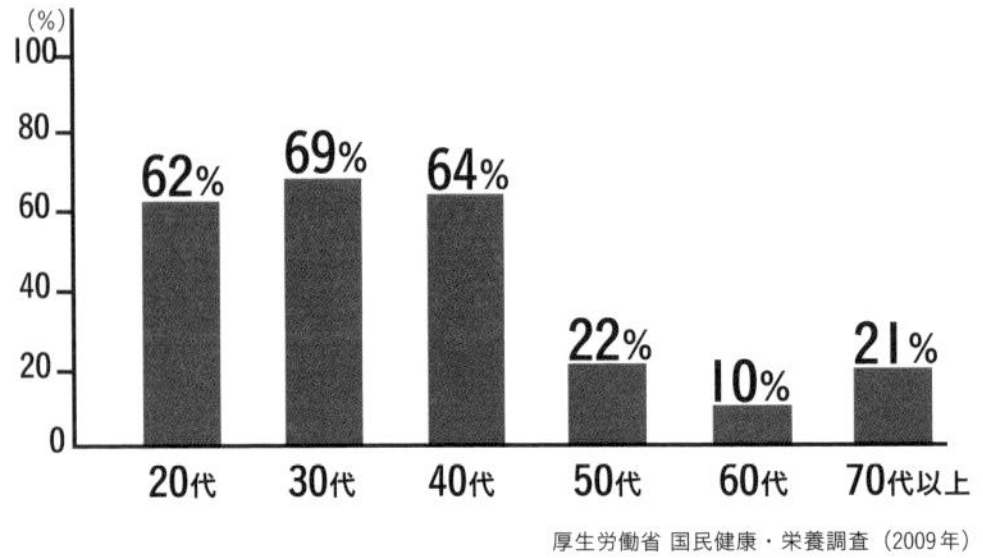

厚生労働省 国民健康・栄養調査（2009年）

通常の血液検査では貯蔵鉄は測られないため、気づかない人が多いという現実があります。病院に行くと、血液検査に追加して（十千円程度）測れますし、自宅で検査ができる郵送の検査キットも最近では販売されているので、ぜひ一度、自分の貯蔵鉄の値がどのくらいなのかを把握しておくことをおすすめします。

ちなみに、50代から急激に貯蔵鉄の不足が緩和されているのは閉経を迎えることが大きいと考えらえます。鉄を摂るのも大事ですが、失われる量がいかに大きく影響しているのかを物語る重要なデータといえます。

また、世界各国の中でもここまで日本が鉄不足に陥っている要因には、じつは他国が実施している政策が影響しています。鉄欠乏性貧血が少ない国々は、下記の表のように主要な食材に鉄を添加しているのです。たとえば、アメリカやカナダなどでは小麦に、メキシコやベネズエラではとうもろこし粉に、中国では醤油に、とさまざまな食材に鉄が添加されています。貧血大国を返上すべく、日本も鉄が添加される日が待ち遠しいものです。

食品名	実施国
小麦粉	米国・英国・カナダ・トルコ・タイ・スリランカ・中南米 22 か国
精製糖	グアテマラ
とうもろこし粉	ベネズエラ・メキシコ
鉄タブ・シロップ	ブラジル
塩	モロッコ
米	フィリピン
ナム・チャパチ	パキスタン・ネパール
醤油	中国
魚醤	ベトナム

出典：鉄剤の適正使用による貧血治療指針 改訂〔第 2 版〕」日本鉄バイオサイエンス学会 治療指針作成委員会 編

貯蔵鉄の診断は医師でもまちまち

ヘモグロビン値（Hb）や平均赤血球容積（MCV）が正常範囲内でも、貯蔵鉄の貯金が減っていくプロセスは鉄欠乏に該当します。けれど、ヘモグロビン値などには明確な基準値が設けられているものの、貯蔵鉄は正常範囲の幅が広く、どこからを不足と診断するかは医師によってまちまちなのが現状です。

ラブテリでは、貯蔵鉄が20ng／mlを下回ると、朝起きられないなどの日常生活に支障が出るという文献があること、妊娠・出産によっても貯蔵鉄が枯渇するリスクがあることなどから、30ng／ml※あると安心ですが、妊娠・出産を考えると50ng／mlを推奨値としています。ちなみに国民健康・栄養調査によれば、日本男性の平均値は136ng／mlあるのに対し、日本女性は22・7～25・7ng／mlとかなり低い結果に。

「鉄欠乏性貧血」と「貧血のない鉄欠乏」の診断基準

〈 成人女性 〉	ヘモグロビン値 g/dl	血清フェリチン値 ng/ml
鉄欠乏性貧血	<12	<12
貧血のない鉄欠乏	≧12	<12
正常	≧12	≧12

WHOによる小児の「鉄欠乏性貧血」の基準値

6か月～4歳	<11.0	≧12
5～11歳	<11.5	≧12
12～13歳	<12.0	≧12

鉄欠乏性貧血はヘモグロビン値、血清フェリチン値が12未満の場合。その一歩手前が貧血のない鉄欠乏状態。血清フェリチン（貯蔵鉄）の値を上げていく必要がある。

※フェリチン30ng/ml未満は、アスリートの鉄欠乏の基準値であり、妊婦のメンタルヘルスにおいても30ng/ml未満は望ましくない報告があるため。

貯蔵鉄の値は高ければ高いほどいいわけではない

貯蔵鉄でひとつ注意しなければならないことがあります。たとえば、鉄不足のサインがあるのに貯蔵鉄の数値が100ng／ml近くあるとします。この場合、鉄の貯蓄があると喜んでばかりはいられません。じつは、貯蔵鉄の値は体内で炎症を起こしていると上がる傾向にあるからなのです。悪性腫瘍や肝障害、心筋梗塞、感染症、炎症などがあると、そもそもの鉄量とは無関係に貯蔵鉄の値は上がってしまいます。そのため、これらの疾患が考えらえる場合は、まず医師に相談しましょう。

貯蔵鉄の値だけを過信せず、HbやMCVなどと一緒にトータルで見ていくのがルール。また、1回測って大丈夫だったから終わりではなく、定期的に測って、値の推移を見守ることも大切です。1年に1回は計測しておきたいところです。

【フェリチンの目標値目安】

病院では「総鉄必要量（mg）」を患者ごとに計算。おおよそのフェリチンの目標値は25mg以上。それ以上になると鉄剤の処方を中止。

【自宅で測れるフェリチン検査キット】

最近では郵送でできる検査キットがある。たとえば、リ・スタート株式会社の「自宅でフェリチン検査！」鉄欠乏推定検査マイクロセルフキットは1万円程度で測定可能。

鉄には「動物性」と「植物性」の2つがあり、どちらも必要！

食材に含まれる鉄にはヘム鉄と非ヘム鉄の2種類があります。ヘム鉄は動物性たんぱく質に含まれることが多く、体内への吸収率は30％。一方の非ヘム鉄は野菜などの植物性食材や海藻類、卵、乳製品に多く含まれ、吸収率は7％といわれています。非ヘム鉄がわずか7％しか吸収されないのは左図のように吸収されるまでに段階を余計に踏む必要があるから。吸収率が高いからとヘム鉄だけを摂っていればいいかというとそういうわけではありません。

摂取量を年単位で換算すると、非ヘム鉄の摂取量の多さによって貧血が予防されている側面もあります。最近ではお茶のタンニンによる吸収阻害も気にするレベルではないという報告もあり、吸収率が低くても貧血予防には必須です。しかも、日本人は食事から摂取する鉄は非ヘム鉄が約8割といわれているので、コンスタントに補給することを考えたら、両方から摂るのが得策です。極端にならないよう、いろいろな食材から摂りましょう。

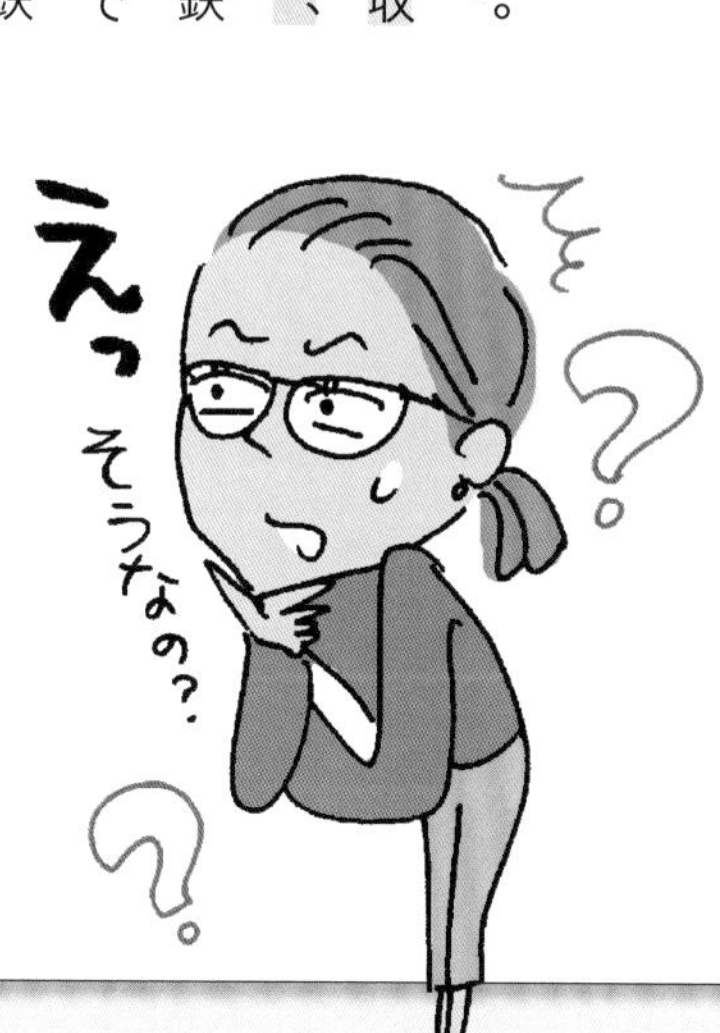

＼ヘム鉄と非ヘム鉄、どう違うの？／

鉄が使われるメカニズム

非ヘム鉄 ▼ | **ヘム鉄** ▼

胃

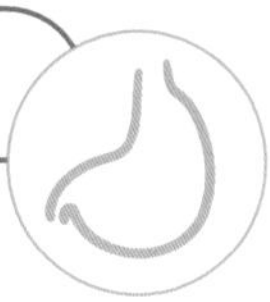

非ヘム鉄：▼ 胃酸で遊離させる ▼

ヘム鉄：……▼

十二指腸

ほぼ
ここで吸収

非ヘム鉄：▼ 一度、形を変化させる ▼

ヘム鉄：……▼

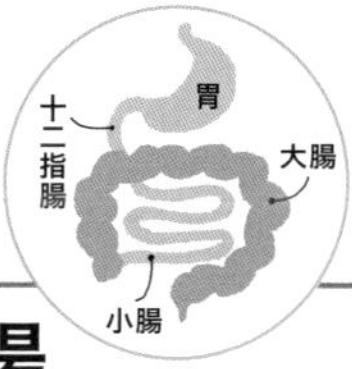

小腸

▼

骨髄

……▼

血液中へ

＋たんぱく質と
結合

▼ **貯蔵鉄（フェリチン）へ**

▼ **造血に再利用**

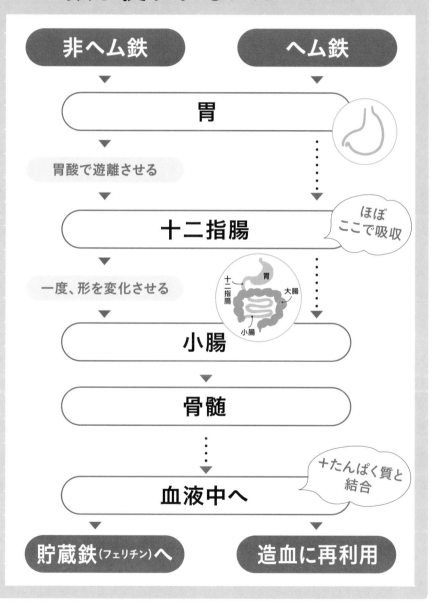

新生児期

新生児期

鉄が使われる理由は各年代で変化している

体や脳をつくっている新生児期は、鉄が大量消費されていく

鉄欠乏というと女子のイメージが強いのですが、新生児期（成長期まで）は男子も同じように欠乏の危機にさらされています。この時期は母体の鉄状態に大きく左右されます。新生児は妊娠後期に母体から移行する鉄に依存しています。けれど、そもそもお母さんが鉄欠乏だと移行する鉄がないという事態に…。この母体由来の鉄も徐々に使われていき、生後6か月～1歳頃にかけて底をついてきます。新生児期は特に脳や神経が発達する時期です。

鉄不足になると、わずかな刺激でも泣いてしまったり、顔色が白い、体重が増えにくいといったサインが見られます。まずはお母さんが鉄欠乏を解消することが大切です。妊娠前に改善しておけるとよりいいですね。

子どものヘモグロビン濃度の変化

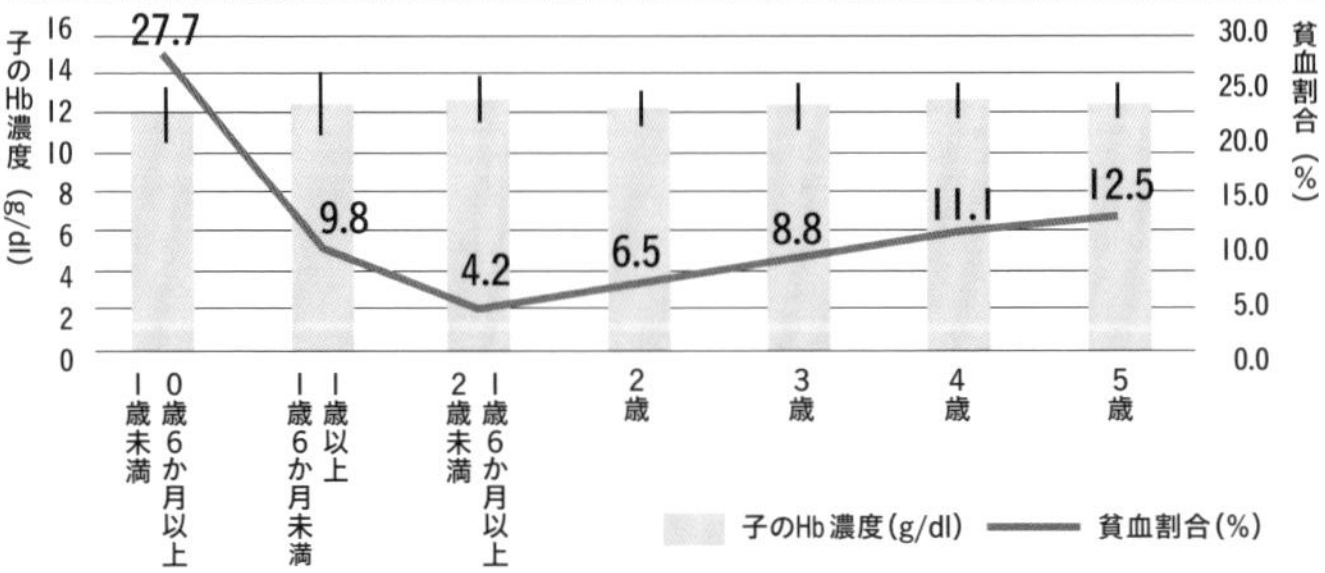

生まれた直後は高かったヘモグロビン値がどんどん低下し、1歳6か月から2歳にかけてもっとも減ることがわかります。成長の大事なときにいかに鉄を補えるかが健やかな成長に重要です。

出典：横尾ら．日本人小児の血中ヘモグロビン濃度とその関連因子の検討．第81回日本公衆衛生学会総会（山梨県甲府市）にてポスター発表．2022年10月8日

乳児期

母体から受け継いだ鉄が枯渇し、鉄欠乏にさらされる乳児期

生後6か月くらいより、母体から移行した鉄を使い果たし、鉄が底をついてくる時期に入ります。乳児期は体が一生のうちでもっとも急速な成長を遂げる時期。このときに鉄欠乏に陥ると、注意、運動、認知、行動面の機能低下や睡眠リズムの乱れに関連するという報告もあります。この頃より離乳食が始まりますので、離乳食で意識的に鉄を補っていく必要があります。

ですが、消化力の弱い赤ちゃんに鉄を十分量食べさせるのは至難の業。そこでおすすめなのが、鉄が添加されたフォローアップミルクやヨーグルトを活用すること。ラブテリの「小児を対象とした血中ヘモグロビン値と関連因子」の研究でも、ヘモグロビン値が足りている小児はフォローアップミルクを摂取している割合が高い傾向にありました。身近なもので積極的に補っていきましょう。

乳児期

【フォローアップミルク】
鉄が強化された鉄補給目的の食品。生後9か月以降から使われる。のむだけでなく、料理に使うのもおすすめ。

★牛乳貧血にも注意
子どもが牛乳をのみすぎると、カルシウムを多く摂りすぎることで、鉄や亜鉛の吸収が阻害されてしまうことや、お腹が牛乳で満たされて食事量が減ってしまうリスクがあり、鉄欠乏性貧血リスクが高まることも。

女子は初潮を迎えると成長期とダブルで鉄不足がより深刻に…

思春期までは男女ともに鉄欠乏の危機にあります。男子は思春期に急激に身長が伸びたり、体格が大きくなるうえ、運動量の増加によって、食事からの鉄の摂取が足りないと容易に鉄欠乏に陥ってしまうからです。一方、女子は成長に加え、初潮という大きな変化を迎えます。経血の排出量が増すと、そうでなくても鉄の摂取量が少ない現代女性においては致命的といえるほどのダメージになる可能性が高いのです。

女子栄養大学の研究から、月経による出血量が鉄欠乏へと影響を与えることがわかっています。鉄欠乏であるか否かに関係なく、ヘモグロビン値はほぼ変わらないのですが、月経回数を重ねるごとに貯蔵鉄（フェリチン）の値が大きく減っていることが判明したのです。これは鉄の必要量が足りずに、貯蔵鉄からまかなわれていることを意味します。男女ともに成長期なので、しっかりと鉄チャージしたいところです。

思春期

【運動と鉄の関係】

鉄は汗などから排出されるほか、全身に酸素を運ぶヘモグロビンは運動によって鉄の消費量が増えて鉄が足りなくなる。部活動に精を出しているお子さんにはぜひたっぷり鉄が摂取できる食事などを心がけて。

【初経（初潮）とフェリチンの関係】

	正常群		鉄欠乏群（初経なし群 3.1% / 初経あり群 22.1%）
ヘモグロビン（Hb）	13.5（13.0～14.0g/dl）	Hb に大きな差はなし	13.0（12.5～13.5g/dl）
フェリチン	26.6（17.9～35.0ng/ml）	フェリチンに大きな差があり	8.2（13.0～14.0ng/ml）
MCV	88.0	MCV は鉄欠乏郡がやや低め	87.0
エネルギー（kcal）	1,793kcal	摂取エネルギーにも大きな差はなし	1,788kcal
鉄の摂取量	7.2mg	鉄の摂取量に差はなし	7.3mg
過去1年間のダイエット実施者率	11.6	ダイエット実施者率は鉄欠乏群において高い	16.7
初経初来者率	61.9	初めての生理がきた割合は鉄欠乏群で高い	93.6
初経後経過月数（か月）	10	初めての生理から月日が経っている方が鉄欠乏群のリスクが高い	16

出典：大野 公子・野澤 美樹・伊藤 早苗、「中学1年生女子における鉄欠乏のリスク因子の検討」、栄養学雑誌，Vol.78 No.2 57-65(2020)

成年期

成年期

女性は経血量が人生の中でもっとも多く、妊娠・出産を経験するので要注意

20代からの成年期は、幼少期からどう鉄を摂取してきたのかという途中経過がものをいう時期でもあります。もしずっと鉄欠乏状態できていると、貯蔵鉄がないに等しい状態かもしれません…。にもかかわらず、成年期は月経が落ち着き、人生の中でもっとも経血量が多くなるうえ、ここに妊娠・出産というイベントが入ると、さらに鉄欠乏の危機になるので女性は特に注意が必要な時期です。どうしても鉄の排出量が多くなり、よほどしっかりと鉄を摂取していないと、なかなか貯蔵鉄にまで回すことができません。

また、妊娠初期と産褥期の鉄欠乏により産後うつリスクが高まることが明らかになっています。そのほか、妊婦のヘモグロビン濃度が胎盤の重さに影響しているという報告も。妊娠中の貧血は約半数の妊婦が経験していますので、貧血は妊娠前からの予防が大切です。

【女性は特に鉄の排出が重なる時期】
月経が落ち着き、経血量が増えてくること、さらに妊娠・出産で出血が予想され、鉄欠乏が深刻化しやすい。

更年期

閉経を迎えると、今度は鉄過剰に気をつける必要が…

更年期

更年期以降、女性は閉経を迎えると、鉄の排出量が減るため、鉄欠乏の対策として鉄の貯金を心がけてきた人ほど、今度は鉄過剰になる恐れがあります。P.36の下段にあるグラフのように、50代から急激に貯蔵鉄不足の割合が下がってきます。それは鉄を摂取している量がやっと鉄の排出量を上回ってくるからです。とはいえ、年齢とともに食欲はもちろん、消化力が落ちてくる人も出てくるので、そういった場合はまだ鉄欠乏の心配もあります。そして更年期以降になってくると疾患が隠れている場合もありますので、そのあたりのバランスを見るため、定期的な血液検査をしておくと安心です。

この年代は男性も同じです。もともと成年期以降の男性は鉄の消費量が摂取量よりも上回りにくいので、摂りすぎる必要はありませんが、食が細くなったり、疾患の可能性があったりすると、鉄欠乏になることもありますので注意しましょう。

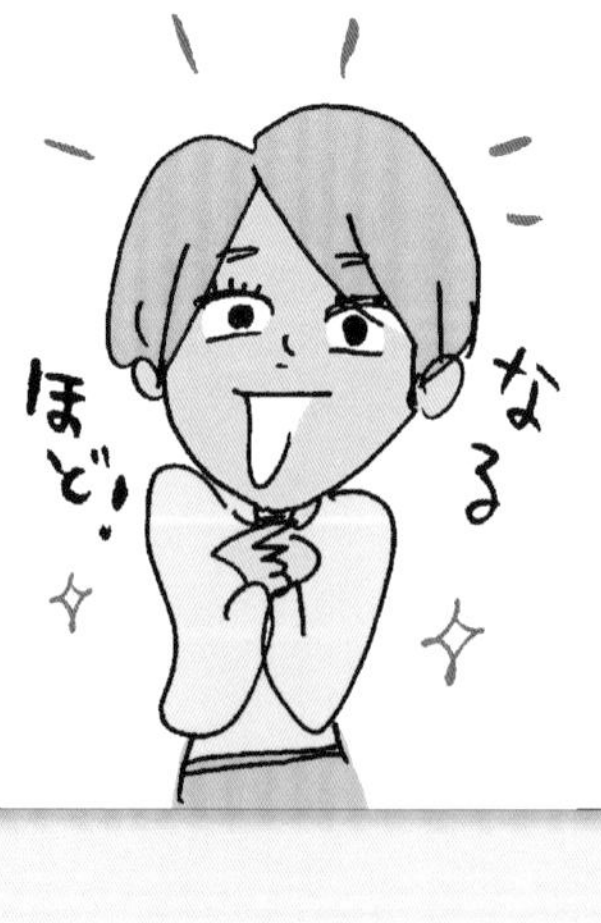

【老年期の貧血】
鉄欠乏性貧血というよりも、ほかの病気を伴う続発性貧血が増えてくる。定期的にぜひ血液検査を受けて早期発見を！

男性編

要注意！ 鉄が必要な時期とそうでない時期がある！

女性と違って月経のない男性は、通常は鉄欠乏になりにくい傾向にあります。けれど、新生児から思春期までは、女性も男性もなく、体が大きくなる成長期なので、鉄を必要とします。身長が高く、筋肉質であるほど、鉄は必要になりますので、しっかり鉄を補給するように心がけましょう。

また、幼少期に少年スポーツ、思春期にクラブ活動など、体の成長だけでなく、運動をよくする場合は「スポーツ貧血」という言葉があるように、汗で鉄が排出され、動くことで酸素を運ぶヘモグロビンがより必要となって消費されてしまうので、動く分の鉄をしっかり補給することが重要になります。スポーツ貧血は成年期のアスリートも同様です。体の成長は落ち着くものの、筋肉量が増えたり、思春期よりもハードに動くようになると鉄欠乏の恐れがありますので、しっかり補うことが必要に。スポーツを嗜む程度であれば、成年期以降は鉄が消費される場面が減るので、今度は過剰摂取が気になるところ。鉄過剰になると、逆に体を傷つけることになるので、定期的に血液検査をし、できれば貯蔵鉄まで自分の数値を把握できていると安心です。

MATOME 1 stock iron

鉄不足は酸欠状態！

鉄不足に陥ると、まるで酸素の薄い山頂にいるような状況で、日々生活しているのと同じことに。それでは息切れするし、だるいし、頭は痛いし、全身にいろいろな症状が出てきてしまいます。原因不明の症状も鉄不足の可能性が考えられます。

MATOME 2 stock iron

鉄欠乏には8タイプある

鉄欠乏はただ鉄を摂ればいいという単純なことではありません。鉄が不足する要因によって8タイプもあり、自分がどのタイプかで解消方法が少しずつ変わってきます。まずは自分の血液の数値、該当するタイプを知ることが大切！

MATOME 3 stock iron

鉄不足解消までは長い目で…

まず自分の現在地を知ることが大切です。血液検査、または献血で「Hb」「MCV」を測り、健康診断などで追加をして「貯蔵鉄」までしっかり調べましょう。重大な鉄不足の人ほど年単位で改善に時間がかかるので、最低でも2～3か月は対策を続けて。

第2章

鉄食材を覚えて、自分に合った取り入れ方を知る

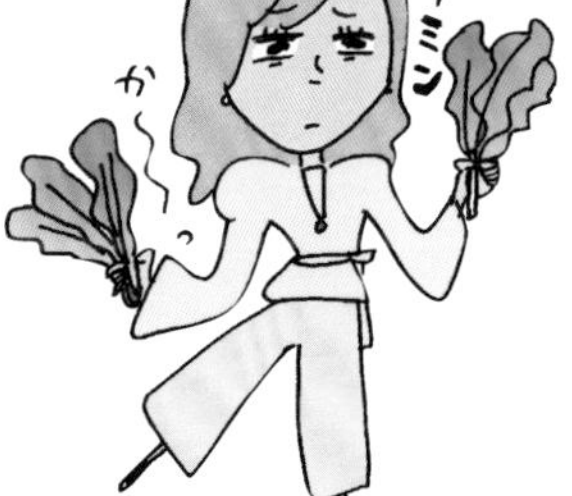

あなたはちゃんと
摂れている？

1日に必要な鉄量は10.5mg！

意識せずに食事をしていると、なかなか摂取できないのが鉄の弱点。
2019年の国民健康・栄養調査によると、20～29歳の女性の平均摂取量は6.2mgでした。
4割も足りていないのが現状なのです。厚生労働省が定める
月経のある女性に必要な1日の鉄量10.5mgをクリアする目安をご紹介します。

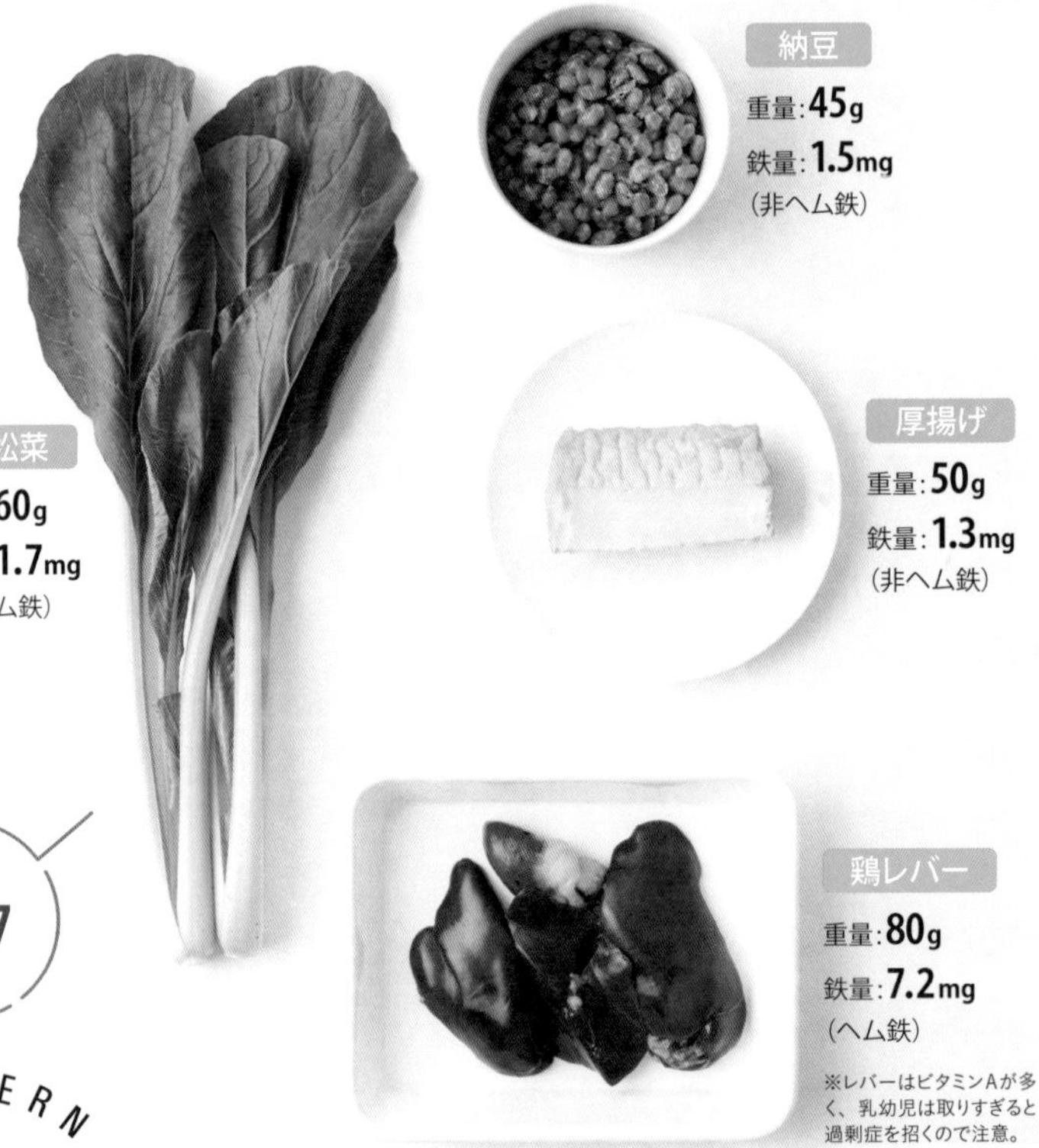
納豆
重量：45g
鉄量：1.5mg
（非ヘム鉄）
小松菜
重量：60g
鉄量：1.7mg
（非ヘム鉄）
厚揚げ
重量：50g
鉄量：1.3mg
（非ヘム鉄）
鶏レバー
重量：80g
鉄量：7.2mg
（ヘム鉄）
※レバーはビタミンAが多く、乳幼児は取りすぎると過剰症を招くので注意。

合計
11.7
mg

PATTERN
1

鶏レバーを入れるだけで鉄量がグンとアップ！

動物性のヘム鉄と植物性の非ヘム鉄の両方を取り入れると、バランスがよくなります。鶏レバーは１日の推奨摂取量の約７割が摂れる優秀食材なので、ぜひ覚えておいて。

※18～49歳女性の１日の推奨摂取量の目安（厚生労働省）／月経のある女性…10.5mg　月経過多の女性…16mg
月経のない女性…6.5mg　妊娠初期・授乳期の女性…9mg　妊娠中期・後期の女性…16mg　※ちなみに成人男性は7.5mg

PATTERN
2

合計
10.5
mg

1つの食材で鉄量が稼げないときは豆類が役立つ

牛肉やイワシなどのヘム鉄だけでは1日の推奨摂取量に届かないときは、非ヘム鉄が豊富な高野豆腐や豆乳、枝豆などの大豆食品を投入すると目標数値に届きやすくなるので常備しておくと便利です。

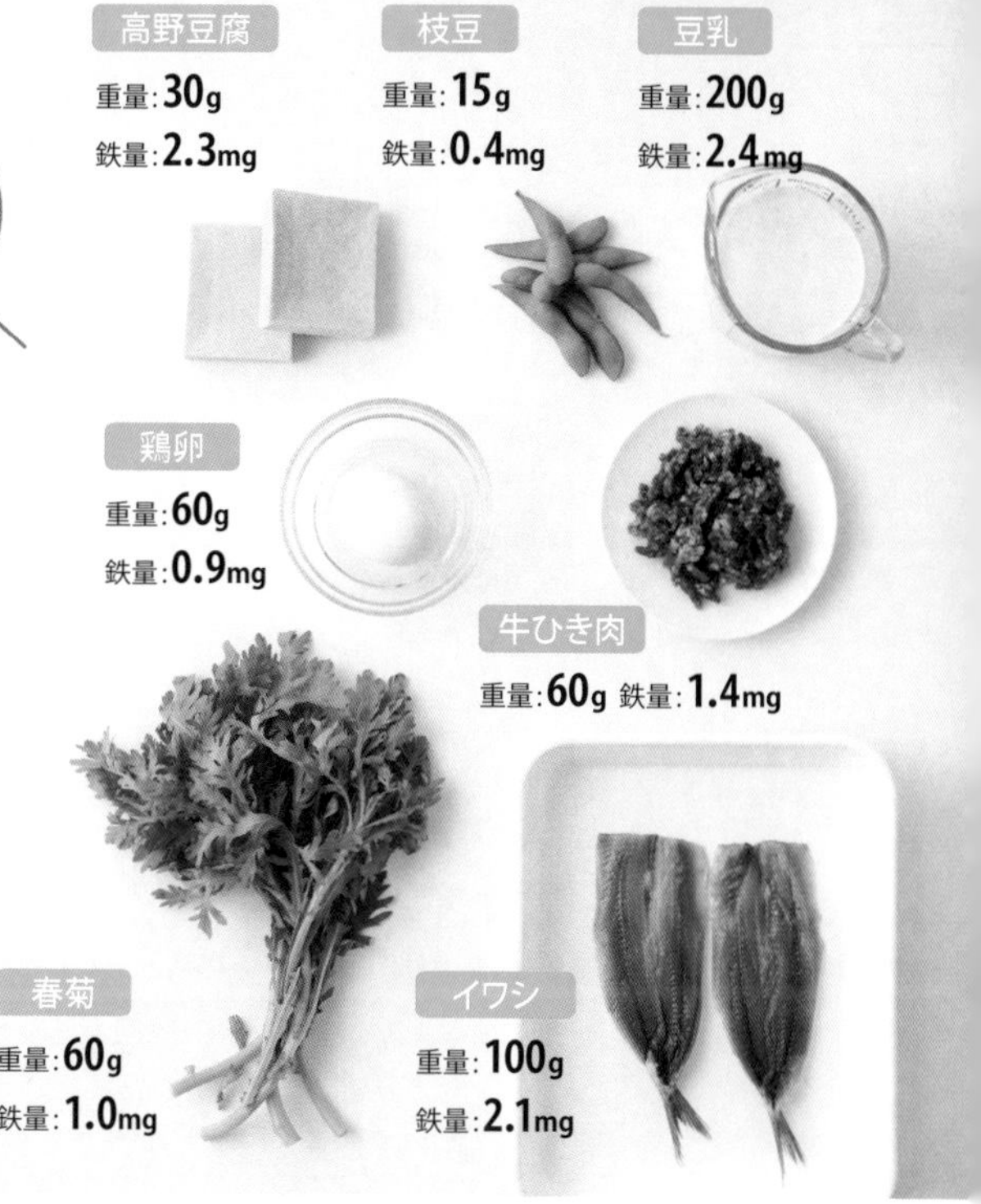
高野豆腐
重量:30g
鉄量:2.3mg
枝豆
重量:15g
鉄量:0.4mg
豆乳
重量:200g
鉄量:2.4mg
鶏卵
重量:60g
鉄量:0.9mg
牛ひき肉
重量:60g 鉄量:1.4mg
春菊
重量:60g
鉄量:1.0mg
イワシ
重量:100g
鉄量:2.1mg

PATTERN
3

合計
11.7
mg

あさりの水煮缶やツナ缶など身近な食材で手軽に摂取

乾物や缶詰でも1日の推奨摂取量はクリアできます。あさりは生の状態よりも水煮缶のほうが鉄量は上がるので一石二鳥。スープや味噌汁に入れたり、ピラフにしたりと、ちょい足しができておすすめです。

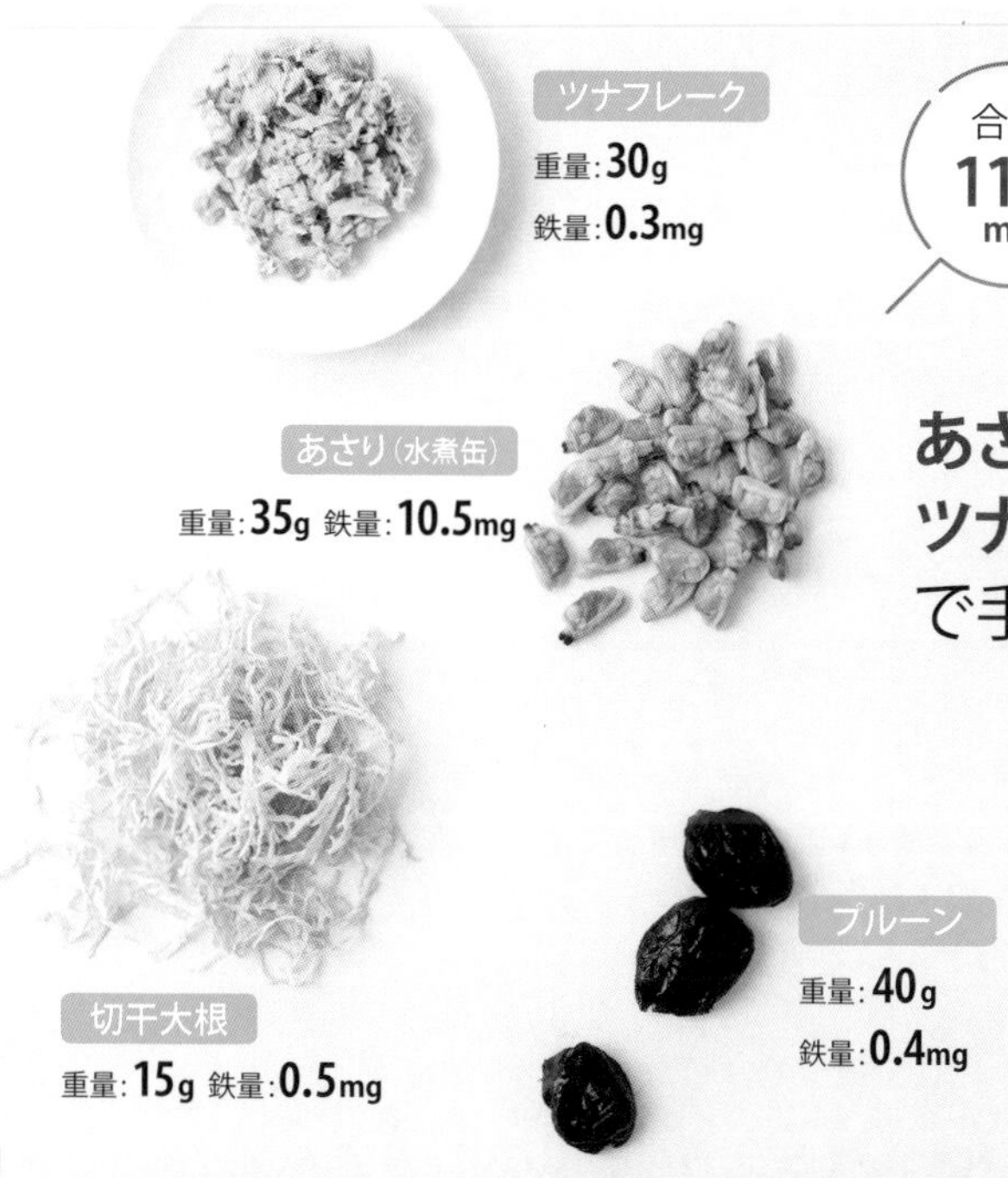
ツナフレーク
重量:30g
鉄量:0.3mg
あさり(水煮缶)
重量:35g 鉄量:10.5mg
切干大根
重量:15g 鉄量:0.5mg
プルーン
重量:40g
鉄量:0.4mg

知っておくと便利！

ヘム鉄・非ヘム鉄別 鉄含有量 TOP12

〈ヘム鉄（動物性）の鉄食材 Top12〉

No.1

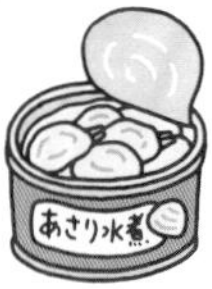

あさり水煮缶

10.5mg

No.2

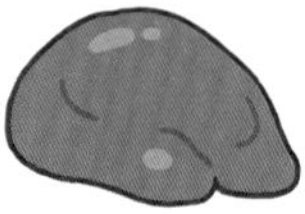

豚レバー

10.4mg

No.3

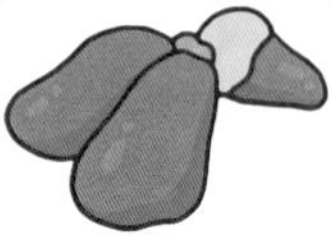

鶏レバー

7.2mg

No.4

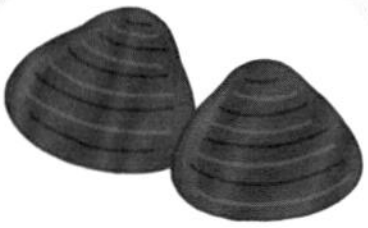

しじみ（水煮缶）

4.5mg

No.5

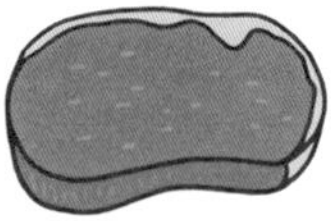

牛赤身肉

2.2mg

No.6

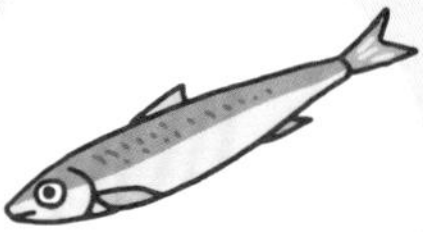

イワシ

2.1mg

No.7

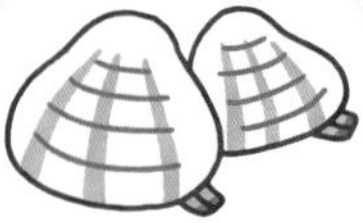

あさり（生）

1.9mg

No.8

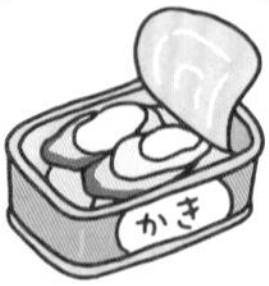

牡蠣（缶詰）

1.8mg

No.9

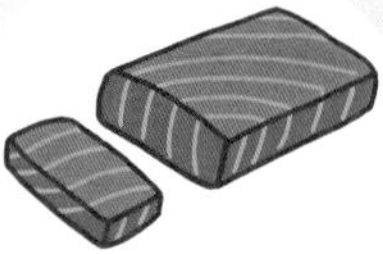

マグロ

1.6mg

No.10

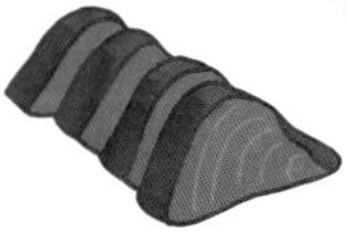

カツオ

1.5mg

No.11

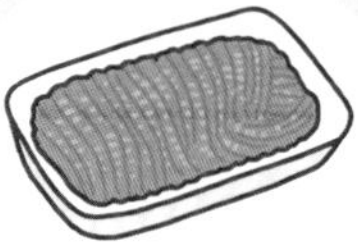

牛ひき肉

1.4mg

No.11

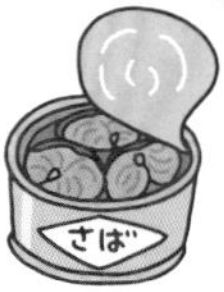

サバ缶（味噌煮）

1.4mg

※鉄含有量は「日本食品標準成分表」をもとに１食あたりで計算しています。※貝類にはヘム鉄と非ヘム鉄の両方が含まれています。

鉄分にはヘム鉄と非ヘム鉄の2種類があります。吸収率が高いのはヘム鉄ですが、両方とも必要な鉄です。バランスよく、毎日の食事に積極的に取り入れてください。

〈非ヘム鉄（植物性）の鉄食材 Top 12〉

No.1

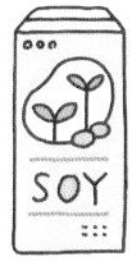

豆乳

2.4mg

No.2

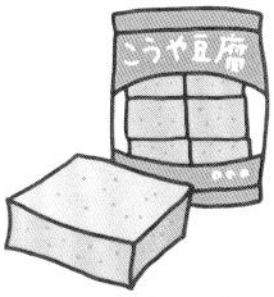

高野豆腐

2.3mg

No.3

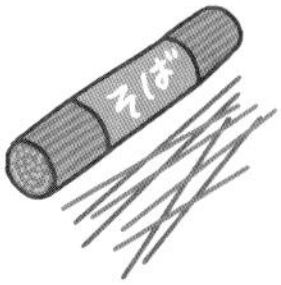

そば（7割）

1.8mg

No.4

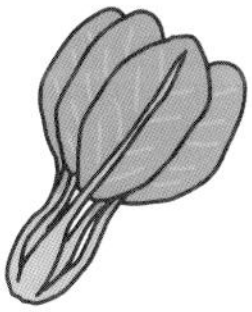

小松菜

1.7mg

No.5

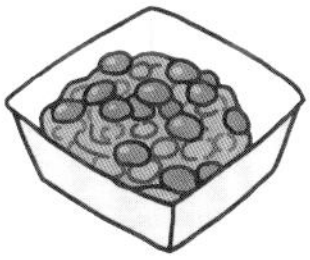

納豆

1.5mg

No.6

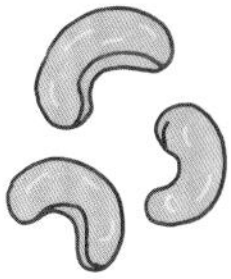

カシューナッツ

1.4mg

No.7

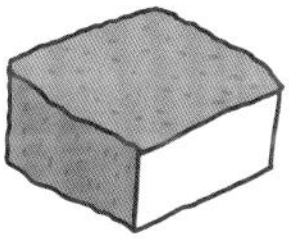

厚揚げ

1.3mg

No.8

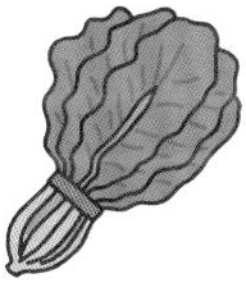

ほうれん草

1.2mg

No.8

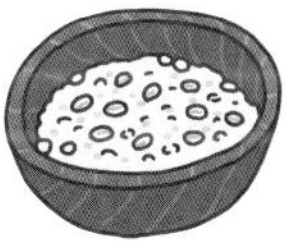

オートミール

1.2mg

No.10

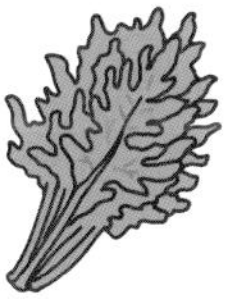

春菊

1.0mg

No.11

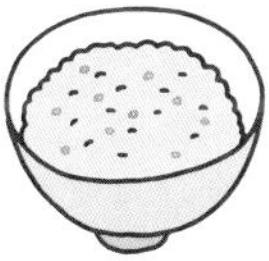

玄米ごはん

0.9mg

No.12

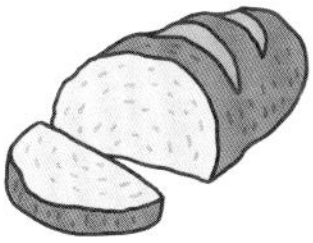

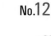

ライ麦パン

0.8mg

料理スキル×価格 鉄食材MAP

取り入れやすいものから使ってみて!

鉄食材は調理が難しそう、価格が高い、と感じているかもしれません。でも、簡単に取り入れられるものもじつは数多くあるので、ぜひ参考にしてみてください。

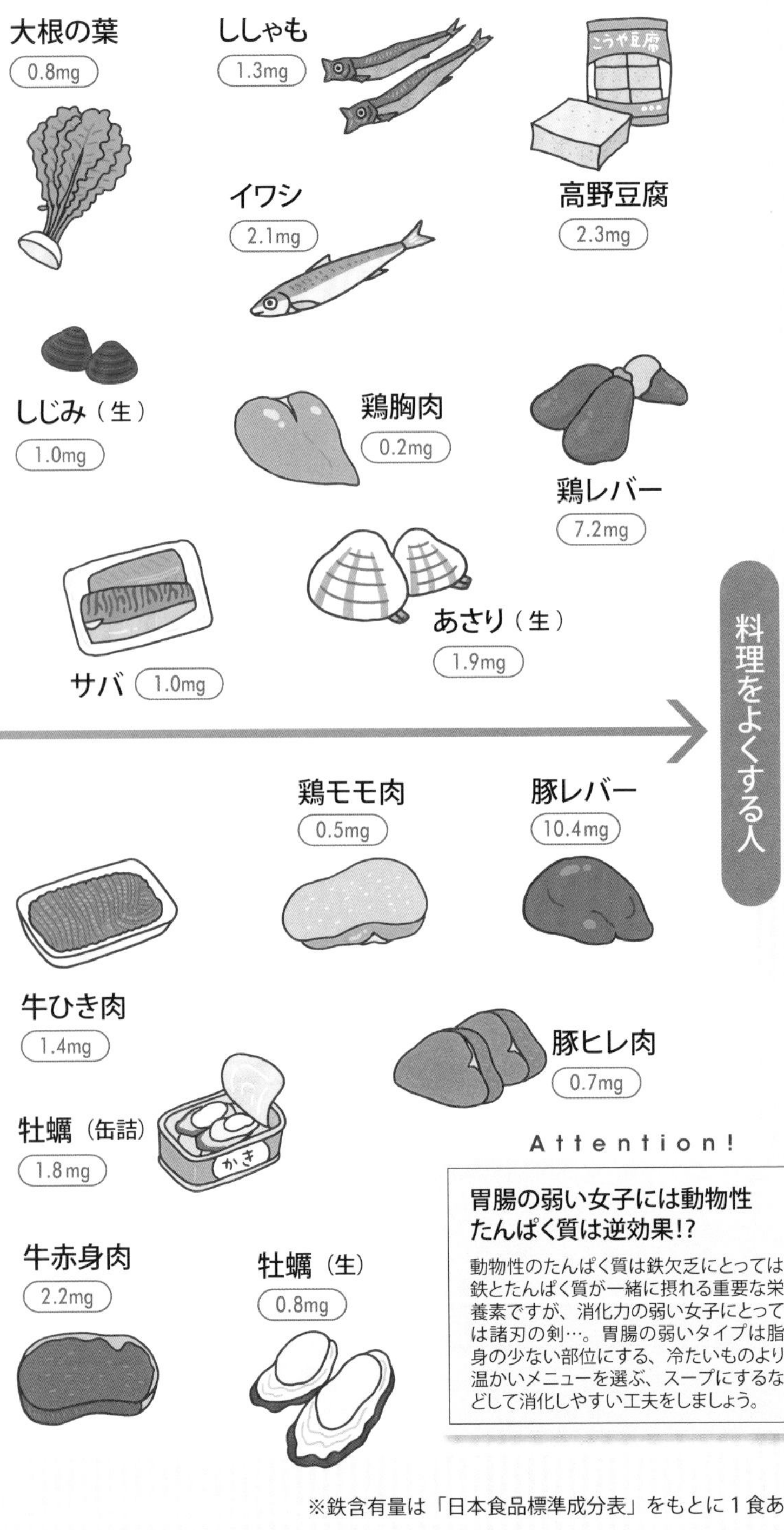

Attention!

胃腸の弱い女子には動物性たんぱく質は逆効果!?

動物性のたんぱく質は鉄欠乏にとっては鉄とたんぱく質が一緒に摂れる重要な栄養素ですが、消化力の弱い女子にとっては諸刃の剣…。胃腸の弱いタイプは脂身の少ない部位にする、冷たいものより温かいメニューを選ぶ、スープにするなどして消化しやすい工夫をしましょう。

※鉄含有量は「日本食品標準成分表」をもとに１食あたりで計算しています。

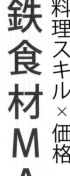

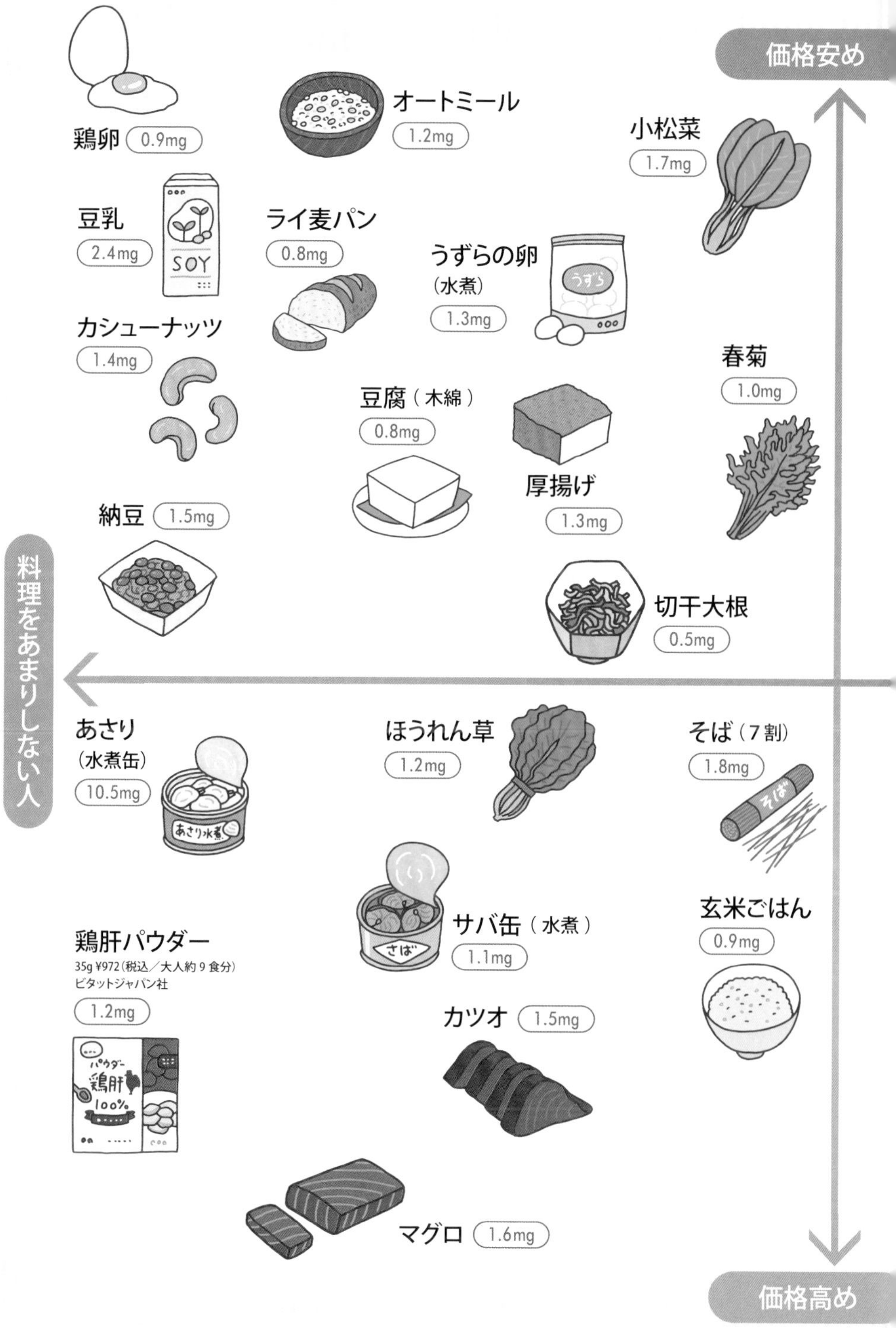
価格安め
鶏卵 0.9mg
オートミール 1.2mg
小松菜 1.7mg
豆乳 2.4mg
SOY
ライ麦パン 0.8mg
うずらの卵（水煮）1.3mg
うずら
カシューナッツ 1.4mg
春菊 1.0mg
豆腐（木綿）0.8mg
厚揚げ 1.3mg
納豆 1.5mg
切干大根 0.5mg
料理をあまりしない人
あさり（水煮缶）10.5mg
あさり水煮
ほうれん草 1.2mg
そば（7割）1.8mg
そば
サバ缶（水煮）1.1mg
さば
玄米ごはん 0.9mg
鶏肝パウダー
35g ¥972（税込／大人約9食分）
ビタットジャパン社
1.2mg
パウダー
鶏肝
100%
カツオ 1.5mg
マグロ 1.6mg
価格高め

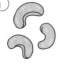

鉄量×価格
鉄リッチ食品MAP

外食のときや間食にぜひ活用を

鉄に着目した食品も昨今、発売されています。朝食や間食に取り入れやすい商品が登場しているので、食事で補えない分を足すのに重宝します。

1食あたりの鉄量・多

おやつにサプリ ZOO 鉄＋葉酸

12.0mg

ユニマットリケン
容量：150粒（1日2粒目安）
価格：オープン価格

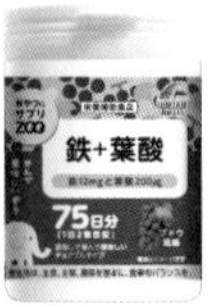

鉄プラスコラーゲンウエハース

5.0mg

ハマダコンフェクト
容量：40枚
価格：オープン価格

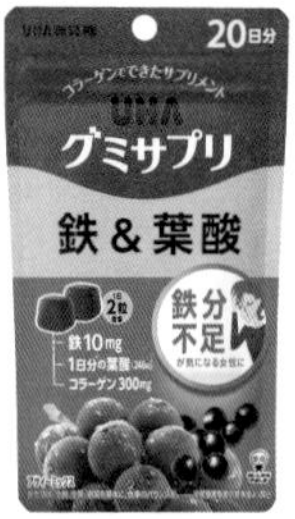

UHA グミサプリ 鉄＆葉酸

10.0mg

UHA 味覚糖
40粒（20日分／1日2粒目安）
価格：561円

フルグラ

5.0mg

カルビー
容量：750g
価格：
オープン価格

TBC 1DAY サポート 1日分の鉄分

6.8mg

森永乳業
容量：200ml
価格：113円

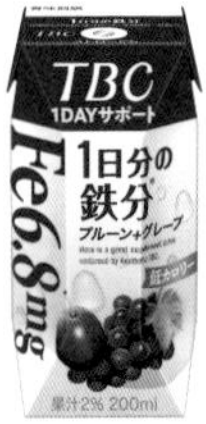

きょうの鉄分葉酸ヨーグルト

11.0mg

オハヨー乳業
容量：110g
価格：113円

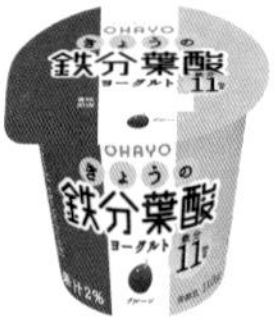

プルーン Fe 1日分の鉄分のむヨーグルト

6.8mg

雪印メグミルク
容量：190g
（1日1本目安）
価格：124円

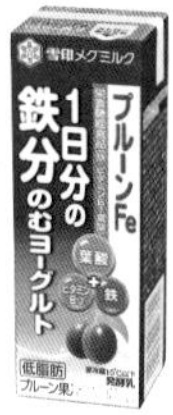

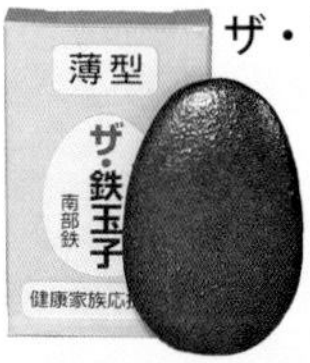

ザ・鉄玉子 薄型

6.8mg

小野製粉所
容量：約200g
価格：1,100円

南部鉄鍋と同じ鉄でできている玉子型の鉄器。お湯を沸かすときはもちろん、炊飯器にも入れることが可能。

1食あたりの価格・安

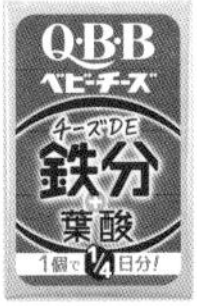

おいしく健康プラス ベビーチーズ チーズ DE 鉄分

1.7mg

六甲バター
容量 : 13.5g
（4 個入り）
価格 : 実勢売価 128 円

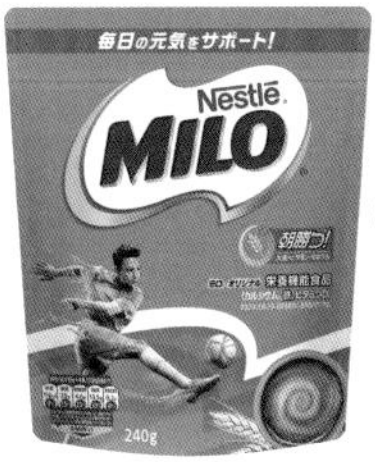

ネスレ ミロ オリジナル

3.2mg

ネスレ日本
容量 : 240g
（1 日 15g〈大さじ 2 杯〉目安）
価格 : 410 円

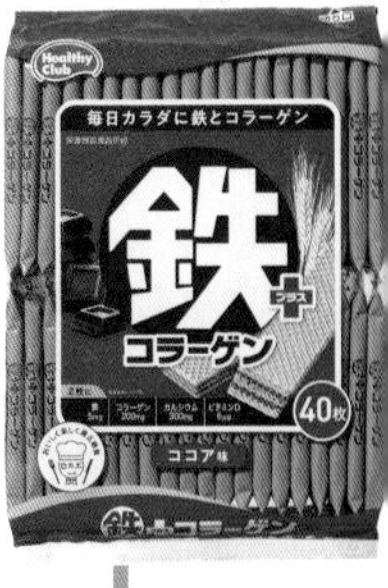

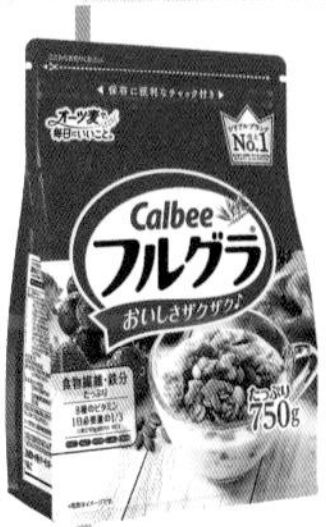

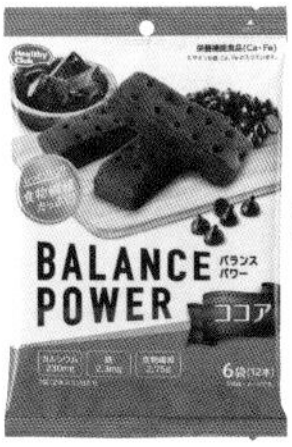

バランスパワー（ココア）

4.6mg

ハマダコンフェクト
容量 : 6 袋 （12 本）
価格 : オープン価格

1食あたりの鉄量・少

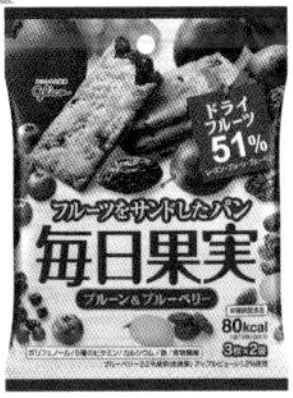

毎日果実

1.2mg

江崎グリコ
容量 : 6 枚（3 枚× 2 袋）
価格 : 144 円前後

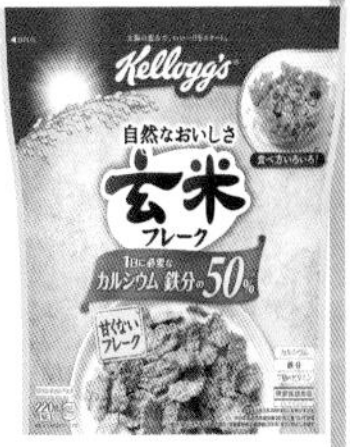

玄米フレーク

3.8mg

日本ケロッグ
容量 : 220g
価格 : オープン価格
※内容量が異なる場合があります。

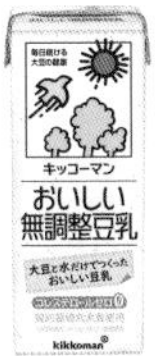

おいしい 無調整豆乳

1.1mg

キッコーマンソイフーズ
容量 : 200ml
価格 : 103 円

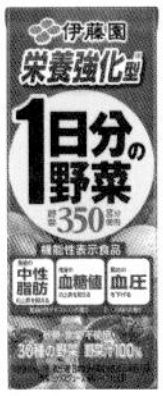

栄養強化型 1 日分の野菜

2.0 ～ 3.8mg

伊藤園
容量 : 200ml
価格 : 141 円

トロピカーナ エッセンシャルズ 鉄分

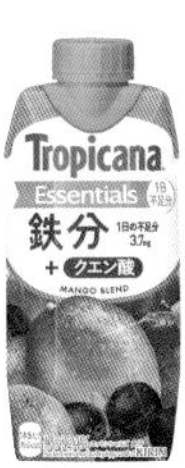

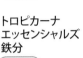

1.4mg

キリンビバレッジ
容量 : 330ml
価格 : 142 円

1食あたりの価格・高

鉄をしっかり
チャージできる

1週間の理想の献立

1日の鉄推奨量をクリアする献立案を1週間分つくりました。鉄はメニューごとの鉄量の足し算なので、組み合わせは自由です。献立を参考にしつつ、まかないきれない量は鉄リッチ食品（P.56～57）なども上手に活用して、日々摂っていきましょう。レシピはP.72～にあります。

Day 1

鉄量（1人分）
合計 **11.6mg**

「さっぱりイワシソテー 梅ソースがけ」
鉄量：2.5mg

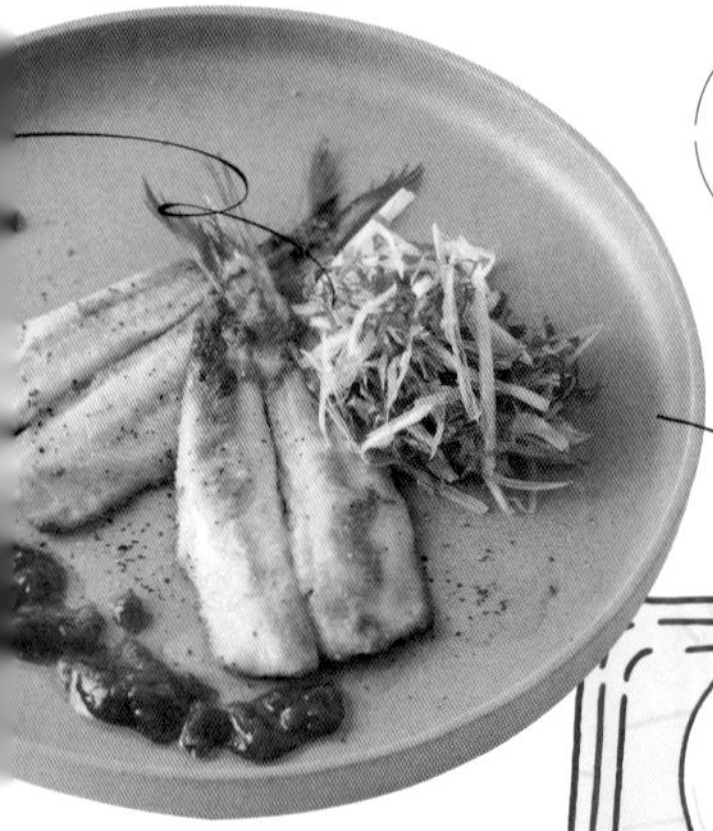

夜ごはん　鉄合計量（1食当たり）：4.3mg

メインのイワシは２尾で2.5mgの鉄が含まれる優秀食材。さらに、スープの小松菜にも1.8mgの鉄が含まれているので、夜ごはんの鉄量は4.3mgも摂れることに！ 味噌汁の具材や副菜によっては、さらに鉄量アップさせることも可能です。

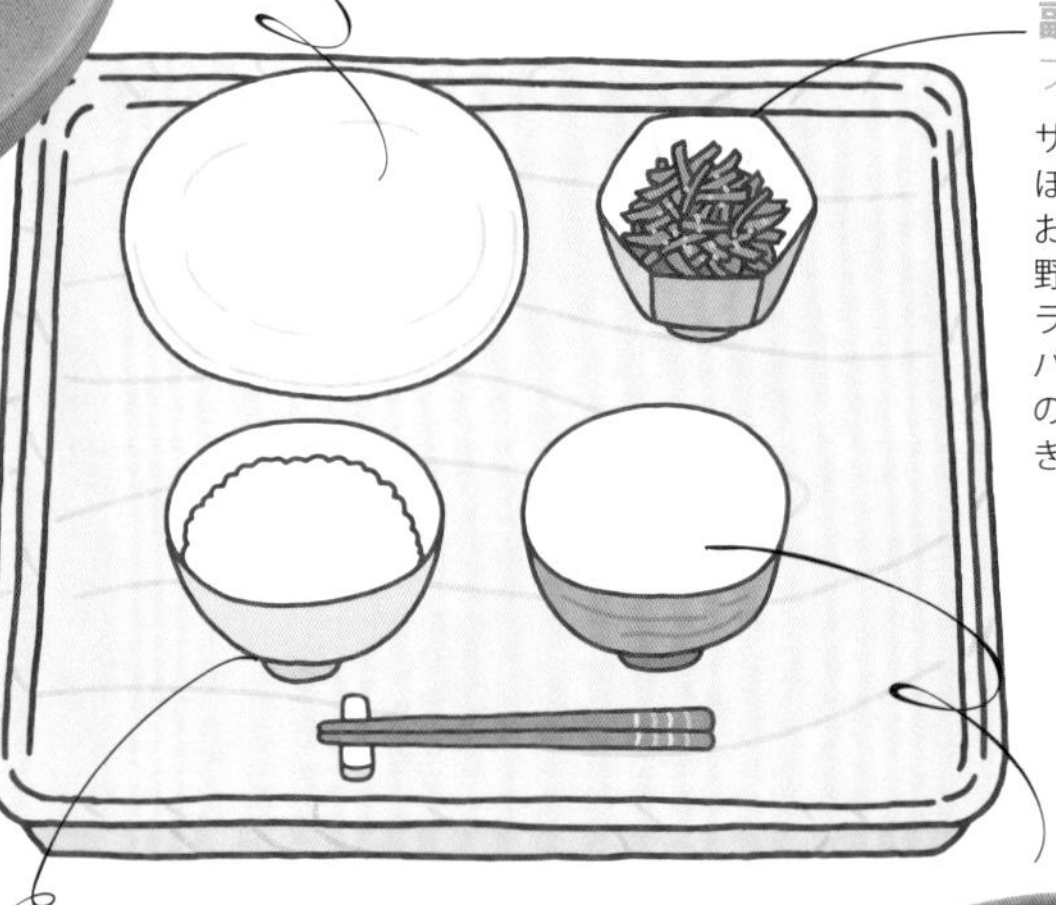

副菜で野菜をプラス！

サラダやきんぴらごぼう、ほうれん草のお浸し、煮豆など、野菜のメニューをプラスすると、献立のバランスがよくなるので、余裕のあるときはぜひ。

イワシは鉄をはじめ、血液をサラサラにしたり、記憶力を高めるEPAやDHAやビタミンB_2、カルシウムなど、栄養豊かなうえ、お財布にやさしい便利な食材。また、合わせる梅ソースのビタミンCが鉄の吸収力を上げる効果も。

ごはん

白米でももちろんよいのですが、玄米や麦ごはんにすると鉄が摂れておすすめです。

「小松菜と油揚げのスープ」
鉄量：1.8mg

小松菜は野菜の中ではNo. 1の鉄含有量を誇る食材。今回は醤油ベースのスープでつくっていますが、味噌汁に替えてももちろんOKです。

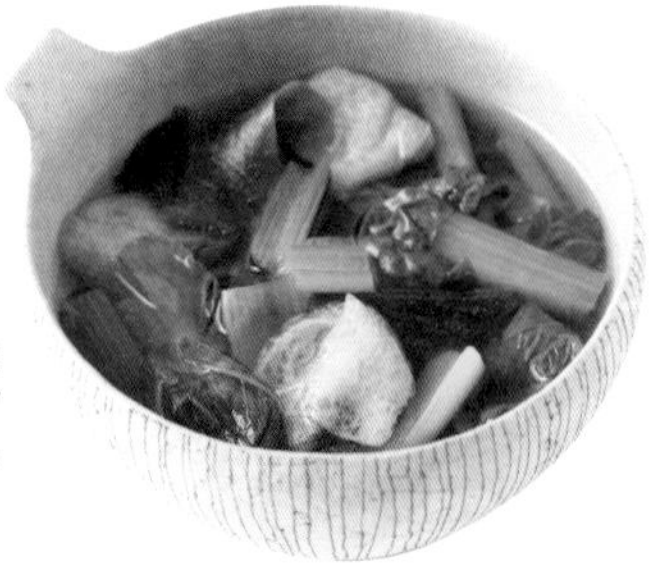

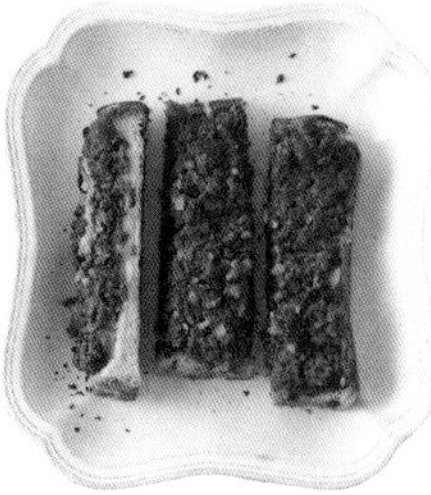

朝ごはん 鉄合計量（1食当たり）：5.3mg

朝、欠食すると、１日に必要な鉄の摂取量が大幅に減ってしまいます。でも忙しくてつくったり、食べたりする時間がないことも…。そんなときはミートソースをつくり置きしておくと便利！ ピザトースト風にしていただくだけで鉄チャージできます。

「牛肉ミートソースでピザトースト」 鉄量：2.9mg

牛ひき肉だけでなく、高野豆腐をすりおろしたものもプラスしてつくると、鉄量が強化されたミートソースができあがります。そのミートソースをライ麦パンにのせて焼くと、ライ麦にも鉄が含まれるので、さらに鉄アップ。

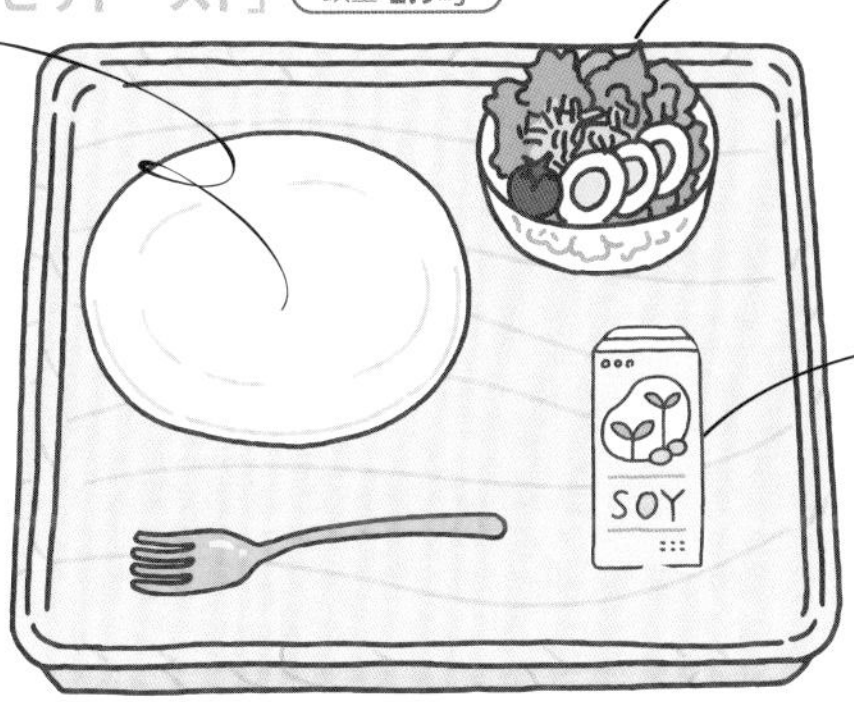

サラダもプラス

野菜もつけるとバランスがよくなります。ここにゆで卵のスライスやツナをオンすると鉄量アップ。

鉄を意識するなら牛乳より「豆乳」を！ 鉄量：2.4mg

豆乳はカップ１杯（200ml）で2.4mgの鉄を摂ることができるので、ぜひトーストと一緒に！

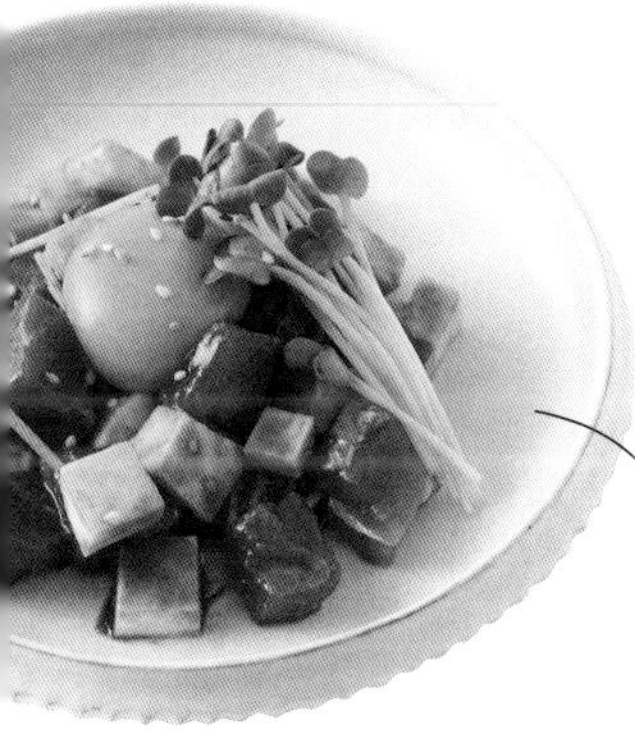

昼ごはん 鉄量（1食当たり）：2.0mg

外食時のメニューとしてもマグロはおすすめです。また、自宅でつくる場合も切ってあえるだけなので手軽。マグロと卵とで鉄量アップが可能です。

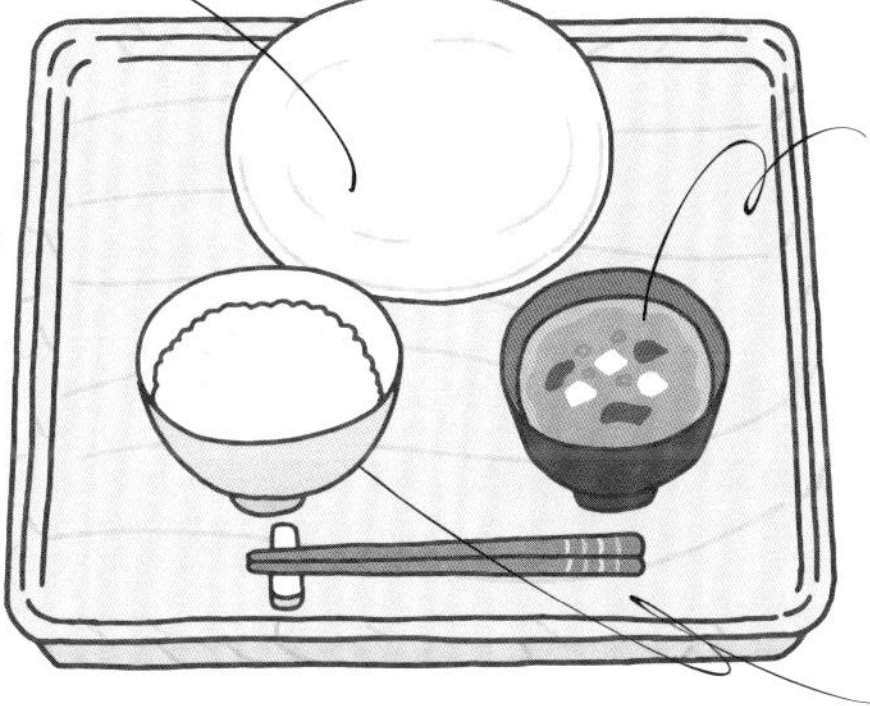

「ピリ辛マグロユッケ」 鉄量：2.0mg

マグロの赤身は鉄が豊富。そこに卵黄をプラスすることでさらに鉄がアップ。韓国風の味付けにすると食が進みますが、辛いものが苦手な方は醤油でも美味しくいただけます。

汁物の具材次第で鉄量アップも可能！

夜ごはんでご紹介した「小松菜と油揚げのスープ」にしたり、味噌汁も具材次第では鉄量をアップさせることができるので、ぜひ汁物も添えて。

ごはん

白米のほか、玄米や麦ごはんにすると鉄が摂れるのでたまに替えてみるのもおすすめ。

鉄量（1人分）
合計 **10.8mg**

Day 2

昼ごはん

鉄量（1食当たり）：**1.5mg**

お肉の中では鉄の含有量がもっとも多い牛肉を使うことで、炭水化物主体のお昼ごはんでも鉄チャージが可能に。副菜にサラダ、スープなどもプラスして鉄量アップ。

副菜で野菜とたんぱく質もプラス！

ピラフだけだと野菜が足りないので、ゆで卵やツナを入れたサラダなどをつけると鉄量がアップします。

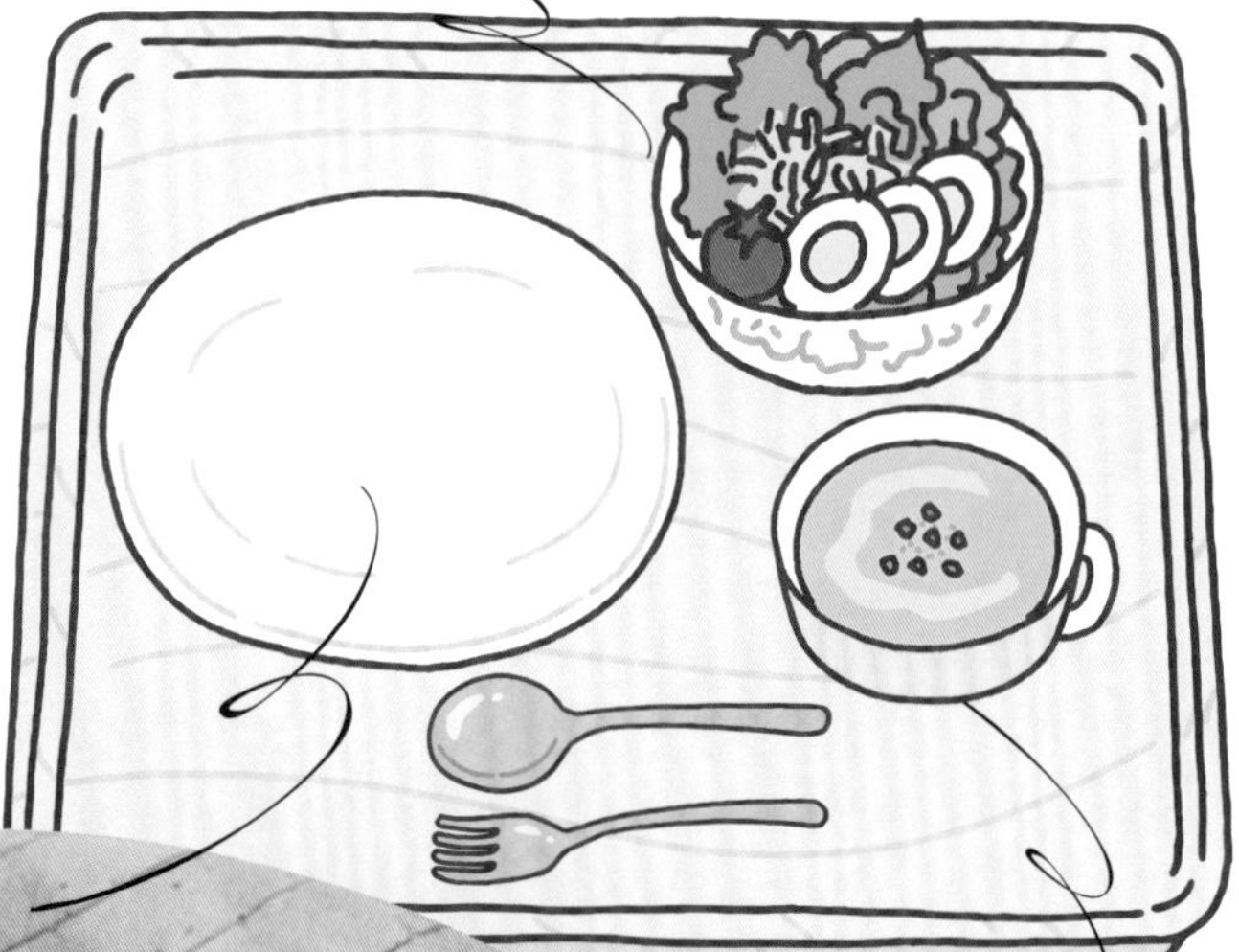

スープでも鉄のチャージ可能

あさりなどの貝類を入れたスープやほうれん草、小松菜などの鉄食材を使うとベター。P.86 〜のスープのレシピから選んでもOK。

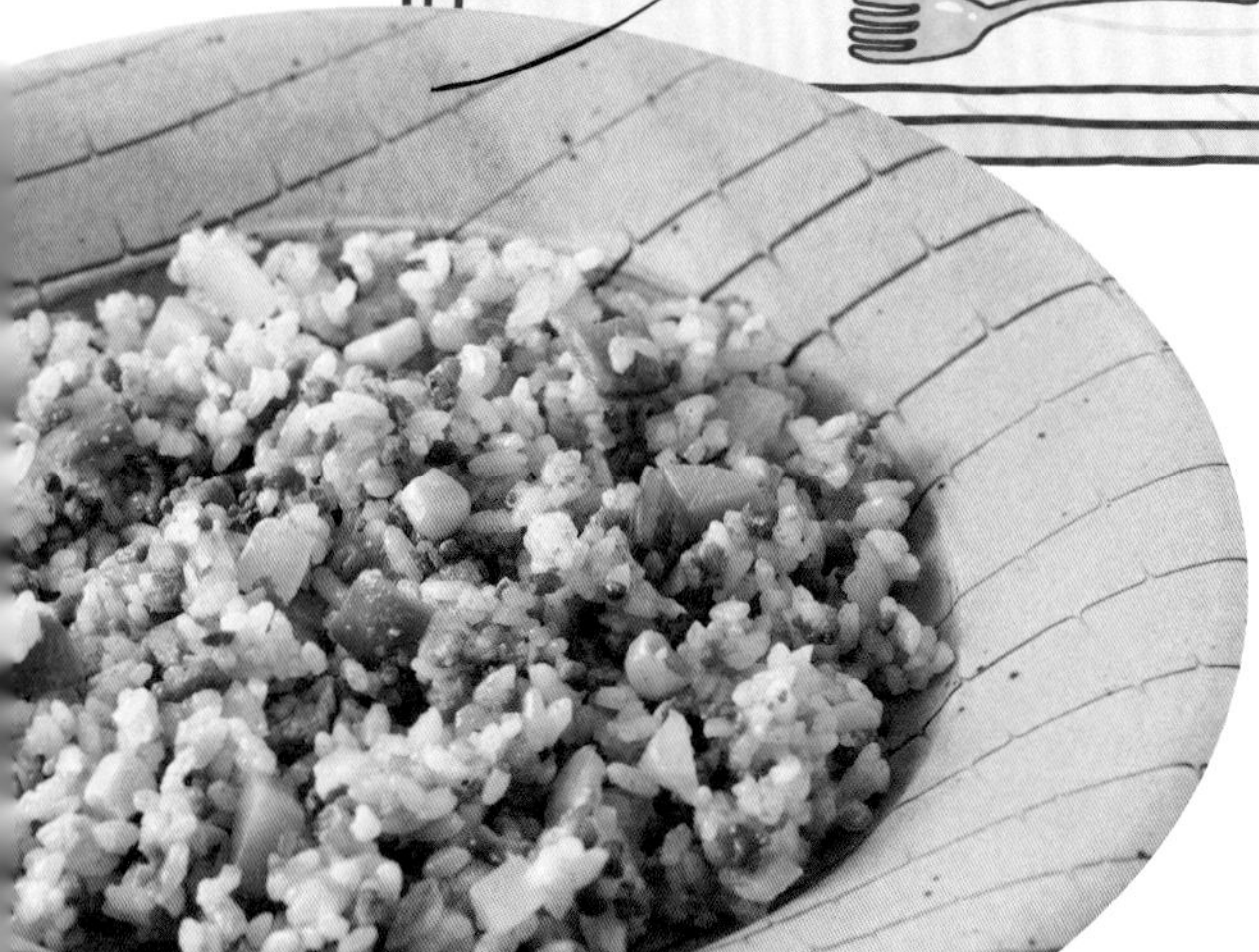

「牛ひき肉のカレーピラフ」

鉄量：**1.5mg**

牛ひき肉は鉄が豊富なだけでなく、コクも出て旨味もアップ。カレー味以外にも、シンプルに塩こしょうの味付けなどにアレンジも可能です。

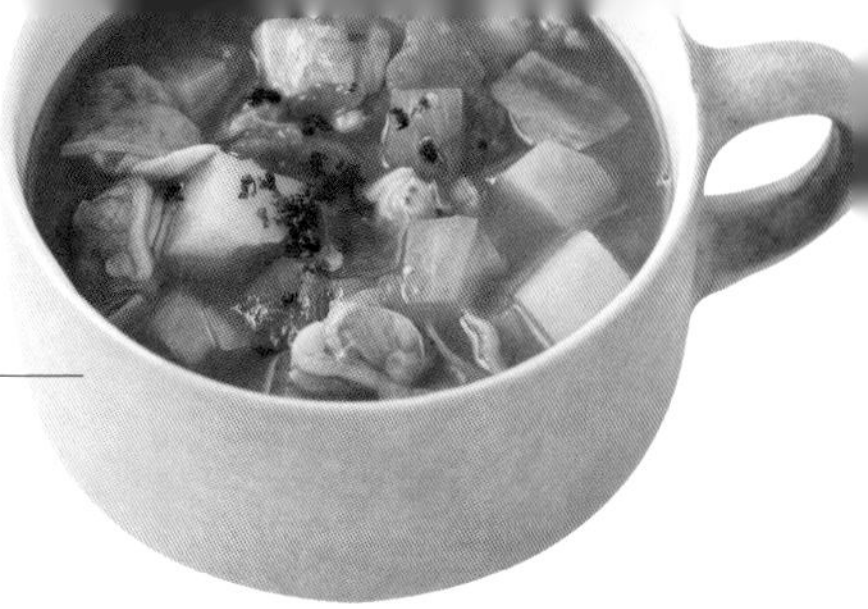

朝ごはん 鉄量（1食当たり）：6.6mg

あさりの水煮缶はダントツの鉄を含む食材。缶汁ごとスープに入れると溶け出した旨味までいただけるのでとてもおすすめ。サンドイッチやトーストなど、朝パン食の方はぜひ一緒に。

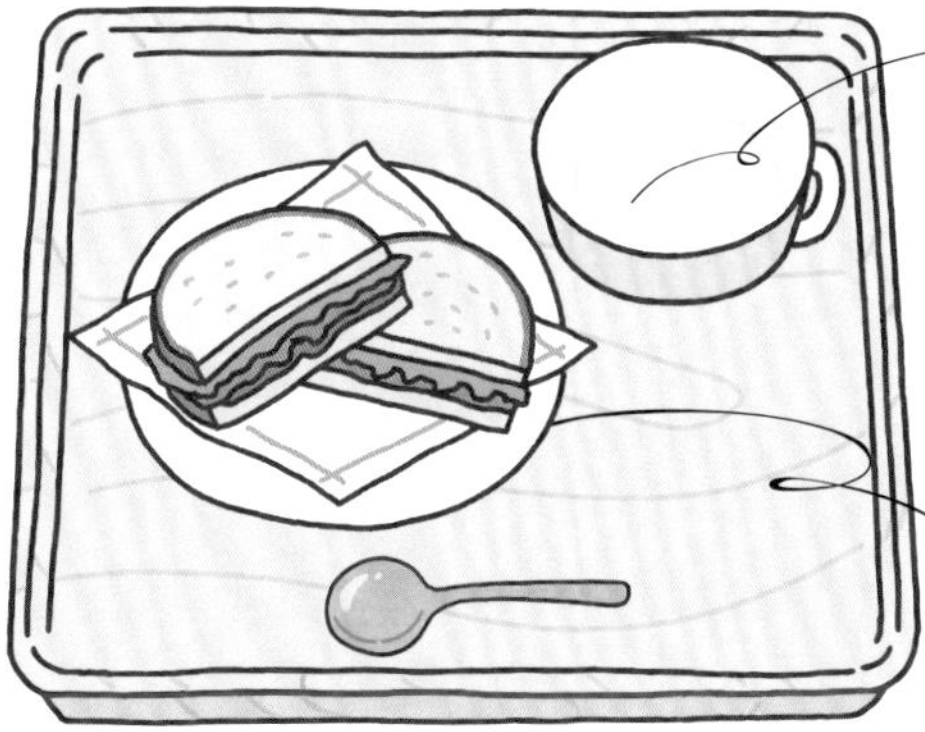

「あさりのミネストローネ」

鉄量：6.6mg

あさりの旨味が効いていて、入れるだけで美味しくなり、１日の摂取量の半分以上が摂れる鉄増強スープ。あさりの水煮缶は時間のないときでもサッと使えてとても便利です。

主食は具沢山のサンドイッチを

ミネストローネに合わせるなら、主食はサンドイッチやトーストがおすすめです。サバ缶やツナ、卵、ほうれん草などを具材に選ぶと、さらに鉄量をチャージできます。また、パンはライ麦パンにするとさらに鉄量アップ。

夜ごはん 鉄量（1食当たり）：2.7mg

鉄のメイン食材は高野豆腐と小松菜。サッと炒めるだけで簡単に副菜ができあがります。いつもの献立に１品足すだけで鉄が2.7mgも摂れるのでつくり置きしておくのもおすすめ。

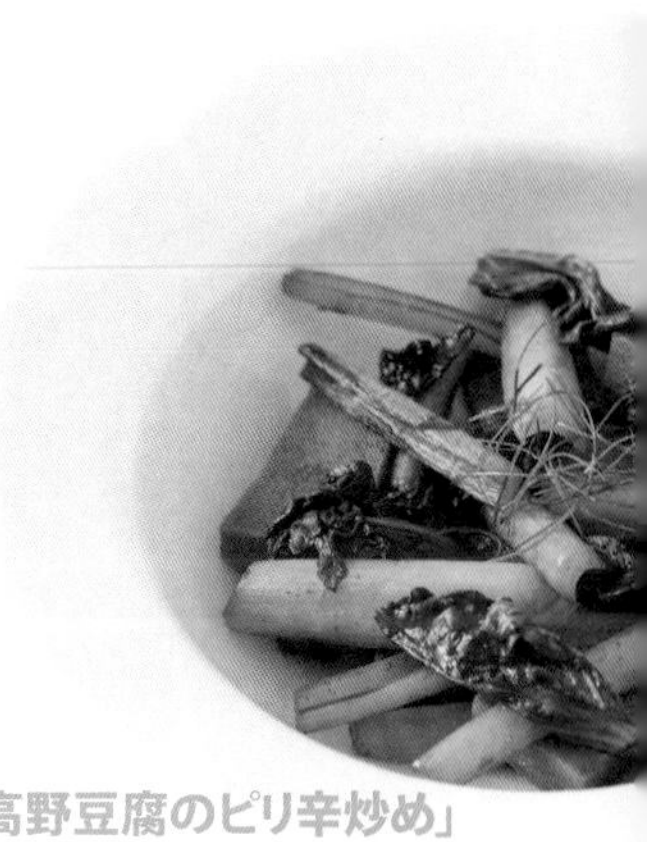

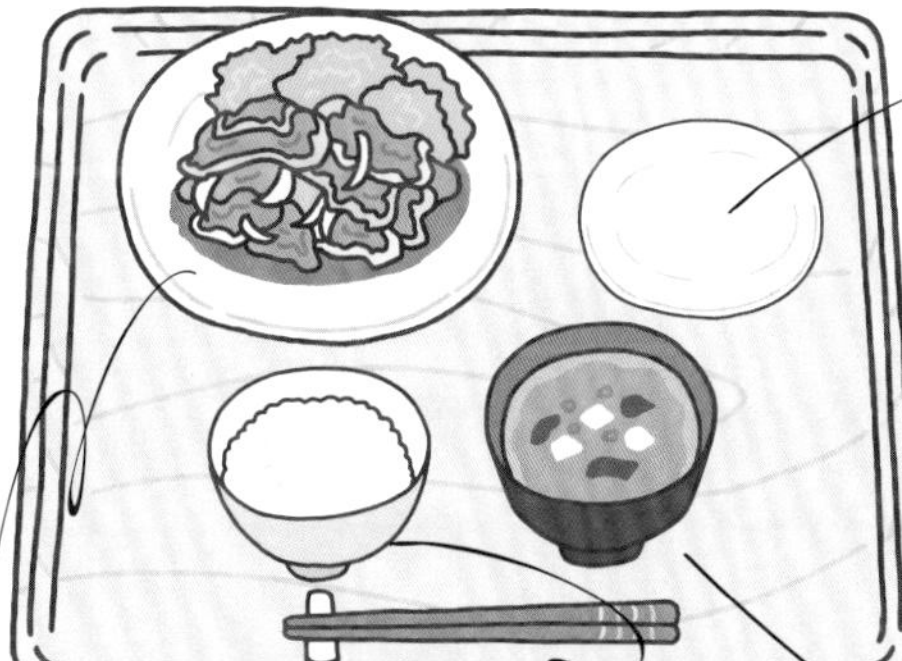

「小松菜と高野豆腐のピリ辛炒め」

鉄量：2.7mg

高野豆腐はたんぱく質、鉄をはじめとしたミネラルやビタミンの宝庫。王道の含め煮もよいのですが、簡単に炒めるだけでも美味しいので、ぜひ活用を。

主菜でたんぱく質をぜひ足して

鉄含有量が少なくても、たんぱく質は鉄の吸収に必須なので、好きなメニューでよいのでぜひ一緒に。

ごはん

白米のほか、玄米や麦ごはんにすると鉄が摂れるのでたまに替えてみるのもおすすめ。

汁物の具材次第で鉄量アップも可能！

味噌汁もだしや具材次第では鉄量をアップさせることができるので、汁物も添えて。

鉄量（1人分）
合計 **19.3mg**

Day 3

昼 ごはん （鉄量（1食当たり）：17.7mg）

クリームソースパスタのあさりは優秀な鉄食材です。そこにほうれん草や豆乳の鉄食材をプラスすると、一皿で１日分のチャージが可能！　手っ取り早く補充できるメニューです。

サラダもプラス

野菜だけでなく、うずらの卵やツナ、豆腐をオンするとより鉄量がアップ。

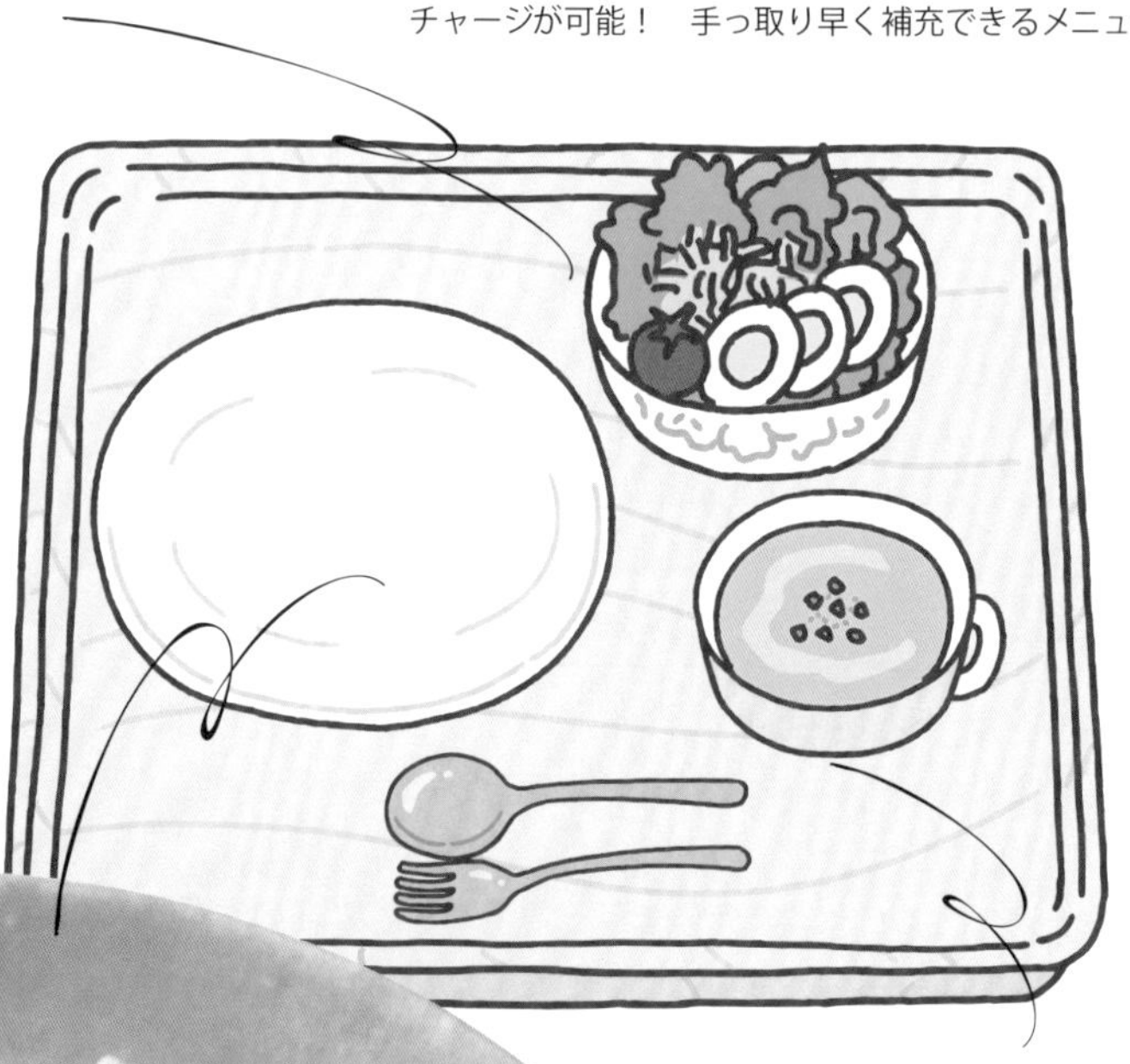

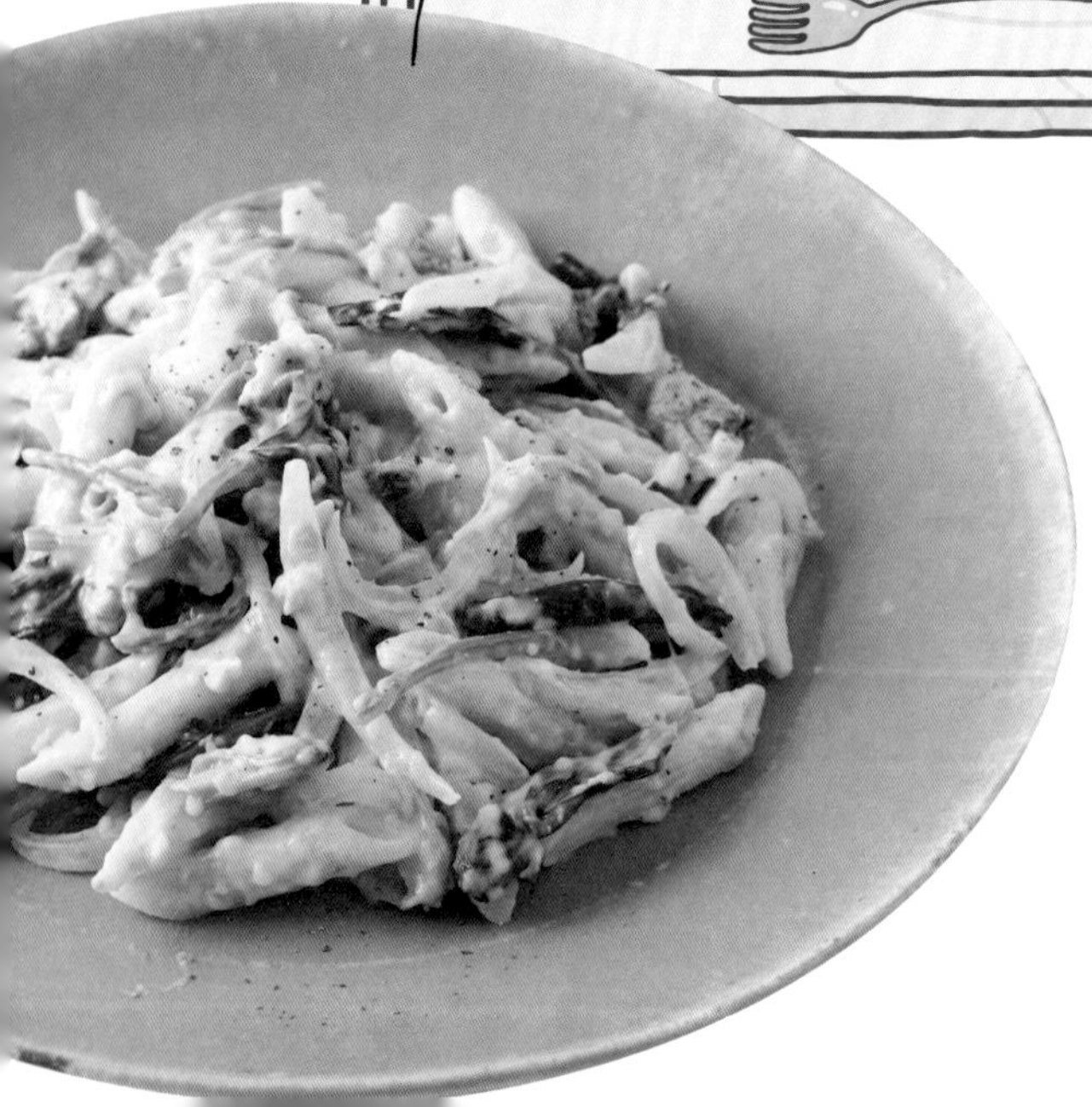

スープでも鉄の貯金ができる!

あさりを少し取り分けて、クラムチャウダーやトマトスープ、コンソメスープなどにしても美味しくいただけます。

「あさりとほうれん草のペンネ」

（鉄量：17.7mg）

あさり缶なら１食あたり 10.5mg も鉄を含んでいます。缶詰や冷凍を使うと砂抜きが要らず、そのまま使えるので手軽に使えて便利。炊き込みご飯の具にするのもおすすめです。

朝ごはん 鉄量（1食当たり）：0.5mg

和食の副菜にある切干大根は鉄食材。切干大根の煮物ならつくり置きもできるので、毎日ちょい足しできるとベストです。

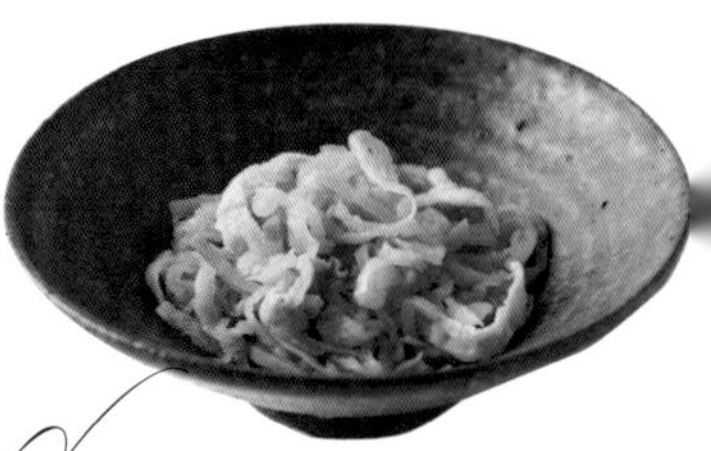

「戻さない切干大根の煮物」

鉄量：0.5mg

切干大根は定番の煮物のほか、サラダや酢の物にしたりと、日常的に登場させてみて。

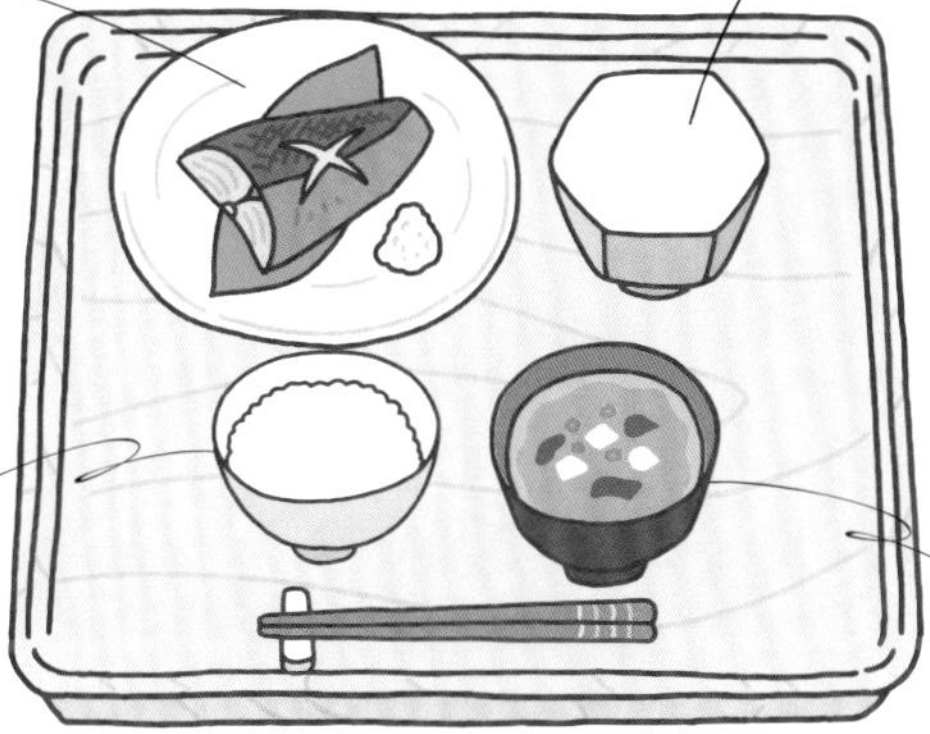

朝ごはんにもぜひ主菜を

鉄の吸収にたんぱく質は欠かせないので、忙しい朝でも食べていただきたいところ。たんぱく質は日々つくり替えられているので3食摂るのが理想です。

ごはん

玄米や麦ごはん、五穀米などにするほか、焼きのりをプラスするのもおすすめ。

汁物も大事な鉄補給庫

いりこなどの魚介類でだしをとればそこには鉄が含まれ、味噌にも鉄が含まれています。微量でも足し算が大事！

夜ごはん 鉄量（1食当たり）：1.1mg

鉄食材のサバ缶は、忙しい女性の味方。ストックしておけるうえ、炊き込みごはんに入れたり、サバカレーにしたり、冷や汁のアジの代わりにしたりとレシピもいろいろとあるので、ぜひ覚えておいて。

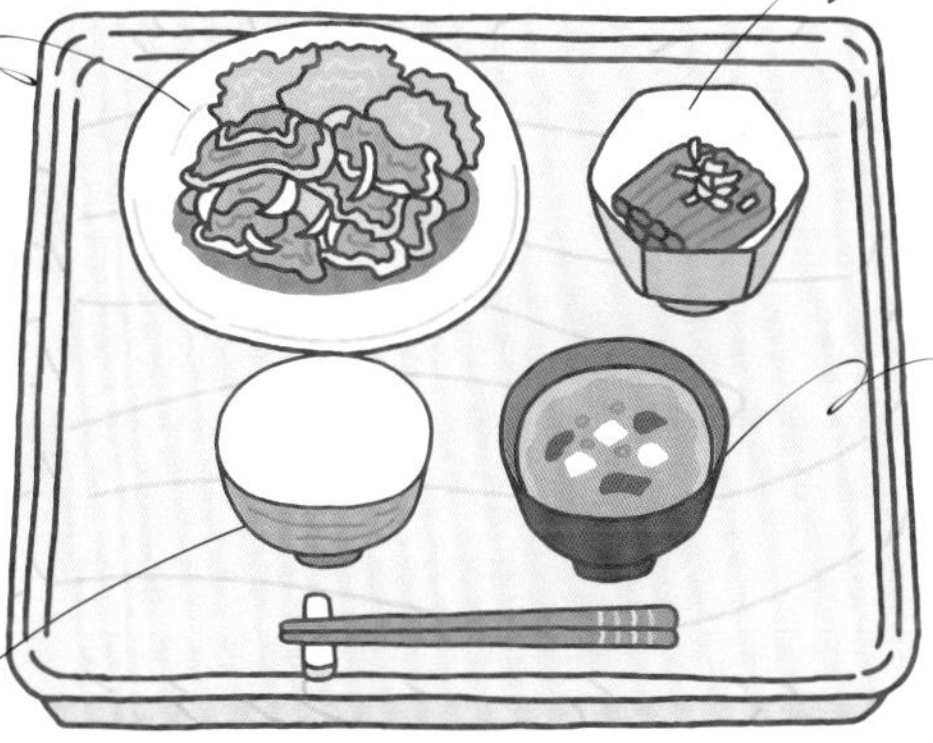

主食にたんぱく質があっても主菜も摂ろう!

たんぱく質が多くなると胃もたれがする、食べる気が起きないという人もいるけれど、酸味や薬味などをうまく使って少しずつでも食べられるようにトライしていきましょう。

野菜不足を副菜で補って

野菜がやや足りないので、ほうれん草のお浸しやきんぴらごぼうなどの副菜を足すとバランスがよくなります。

具材次第ではさらに鉄アップ

だしや味噌、さらにほうれん草や春菊、小松菜、豆腐などを具材として入れると鉄の足し算が可能に。

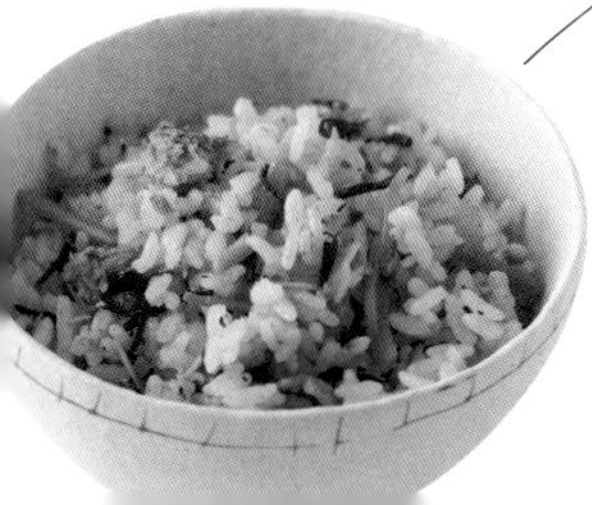

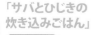

「サバとひじきの炊き込みごはん」

鉄量：1.1mg

材料を切って、サバ缶を入れて、調味料を投入するだけなので、炊き込みごはんは意外と簡単。残ったら翌朝おにぎりにしても！

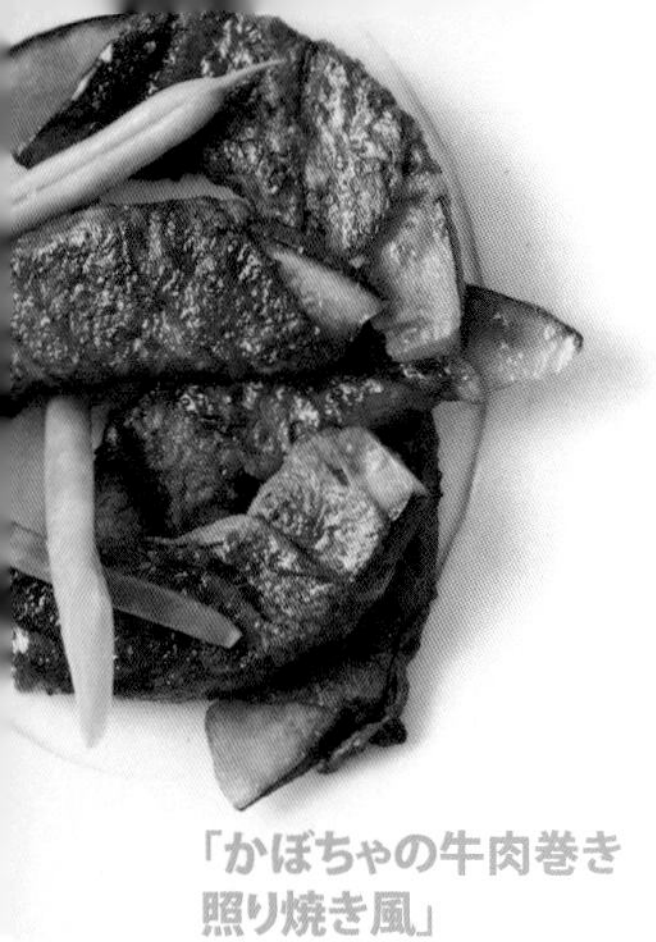

「かぼちゃの牛肉巻き
照り焼き風」

鉄量：2.7mg

牛もも肉の薄切り肉は使い勝手のよい食材。かぼちゃなどの野菜に巻いていただくと、牛肉の旨味があるので野菜も美味しくいただけます。さらに脂っぽさが気になる人は軽減されて食べやすく！

鉄量（1人分）
合計 **10.5mg**

Day 4

夜ごはん

鉄量（1食当たり）：**2.7mg**

牛肉の赤身は鉄の宝庫！ そのまま焼くだけでもよいですし、しぐれ煮にしたり、野菜を巻いて焼いても牛肉の旨味がのって美味しくなります。たまには牛肉も取り入れてみて。

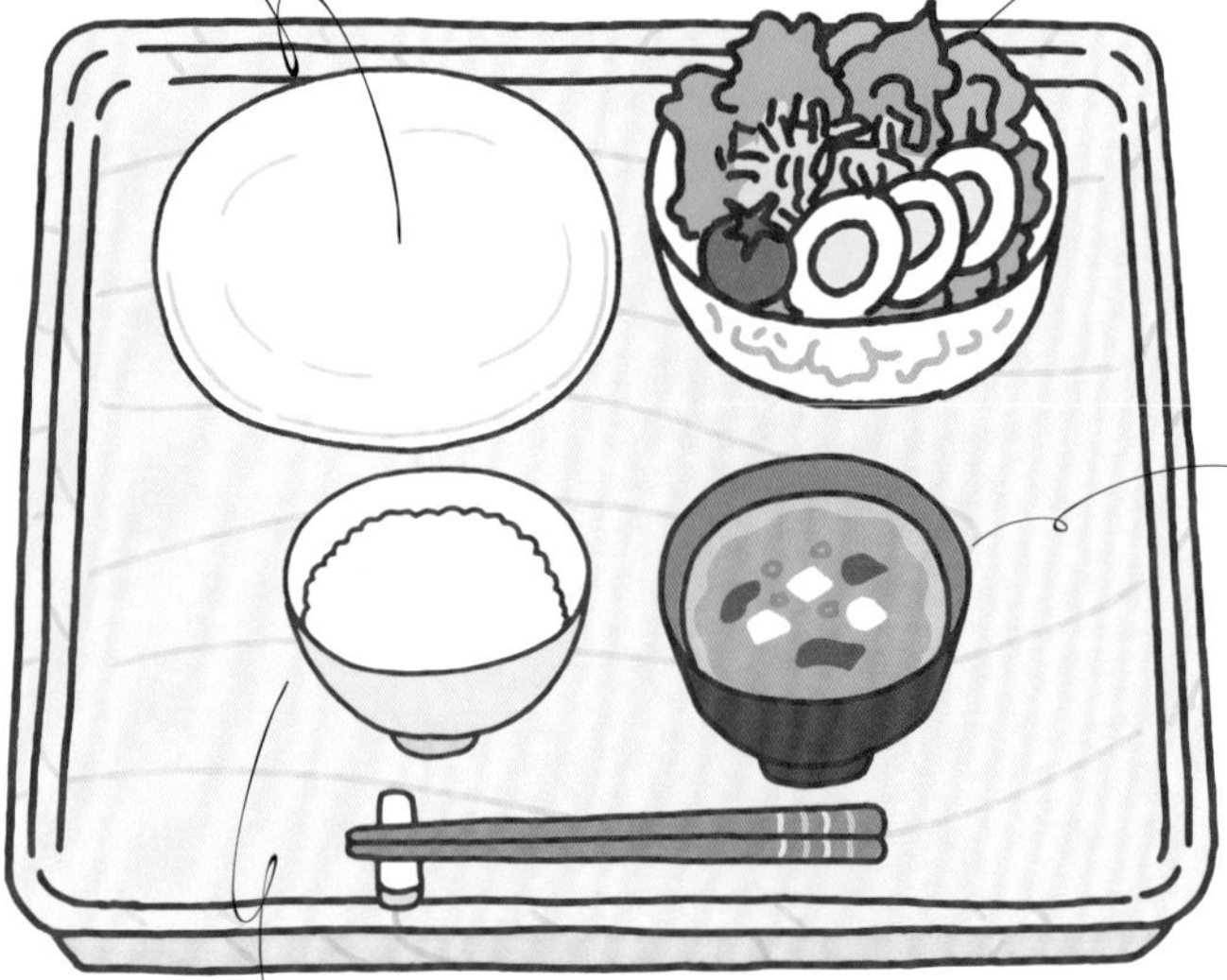

副菜には
サラダなどを
プラス

野菜が足りないので、ぜひ一緒にサラダなどを足すとバランスがよくなりますよ。

汁物は
つける習慣を

味噌汁にしても、スープにしても、鉄が少し摂れるので、いつも食卓にのせる習慣をつけられるとベスト。

ごはん　玄米や麦ごはん、五穀米などにすると、白米よりも鉄を摂ることができておすすめです。

間食

鉄量（1食当たり）：**1.9mg**

プルーンは手軽に摂れる鉄食材。そのまま食べてもいいのですが、ココアや豆乳などの鉄を含む食材と合わせるとさらに鉄量アップ！ 間食でも鉄が摂れると1日の必要量をまかないやすくなります。

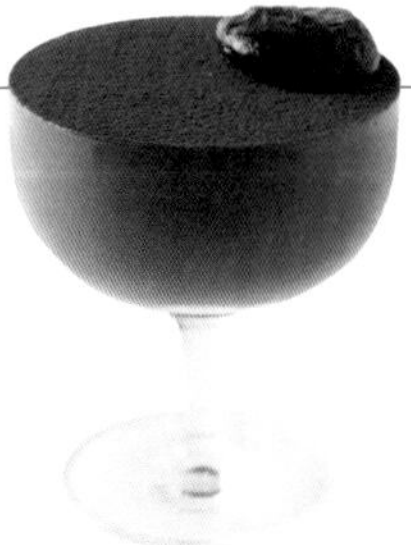

「プルーンの
ココアムース」

豆乳ココアにプルーンを入れて混ぜ、冷やして固めるだけの簡単スイーツ。冷蔵保存もできておすすめ。

朝ごはん　鉄量（1食当たり）：1.8mg

朝はあまり食が進まないという鉄不足女子も多いはず。とはいえ、1回欠食してしまうと鉄を補いきれなくなるので、せめてスープなどの汁物に鉄食材を入れて摂るという習慣を心がけてみて。

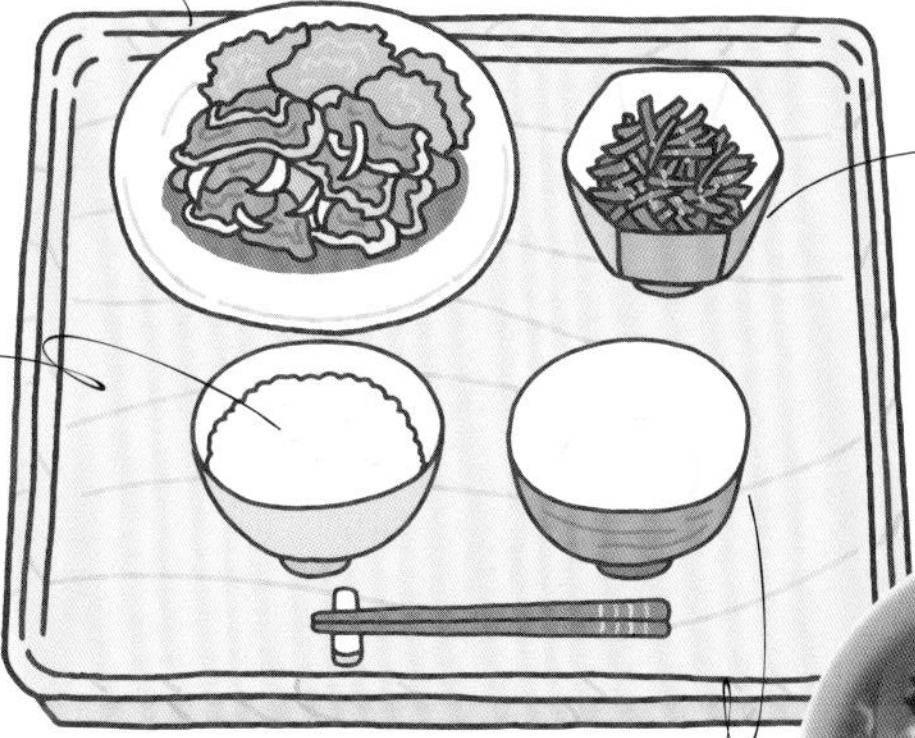

主菜は簡単なものでも用意を！

たんぱく質をしっかり摂りたいところ。つくる時間がないときは、鮭フレークやしらすなどを用意しておくと便利です。

つくり置きの小鉢があると便利

朝食は時間が忙しないので、お浸しやきんぴら、ナムル、ごま和えなどのつくり置きをしておくと、時間短縮になるうえ鉄補給にも！

ごはん

玄米や麦ごはん、五穀米などにすると、白米よりも鉄を摂ることができておすすめ。

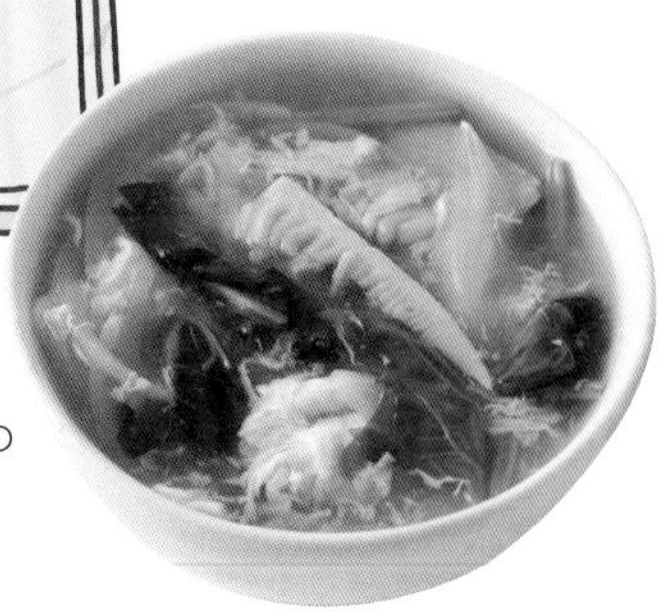

「厚揚げのとろみスープ」　鉄量：1.8mg

食材に火が通ったら、醤油と鶏がらスープの素で味をつけるだけの簡単スープ。厚揚げの替わりに豆腐を入れても0K。

昼ごはん　鉄量（1食当たり）：4.1mg

ランチはワンプレートで済ませたいという日も。そんな日には豆腐とサバ缶を使ったグラタンはいかが？ 2つとも鉄食材で、しかも豆腐なのでホワイトソースよりも低カロリー。ダイエット女子にも食べてほしい一品。

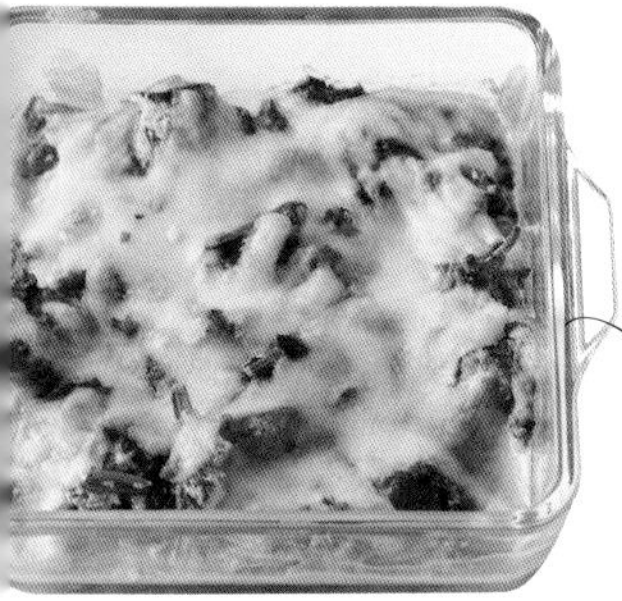

「サバと豆腐の鉄満点グラタン」

鉄量：4.1mg

サバ缶の味噌煮を使うと、サバ単独よりも鉄量がアップ。缶詰も上手に使うと鉄補給しやすくなりますよ。

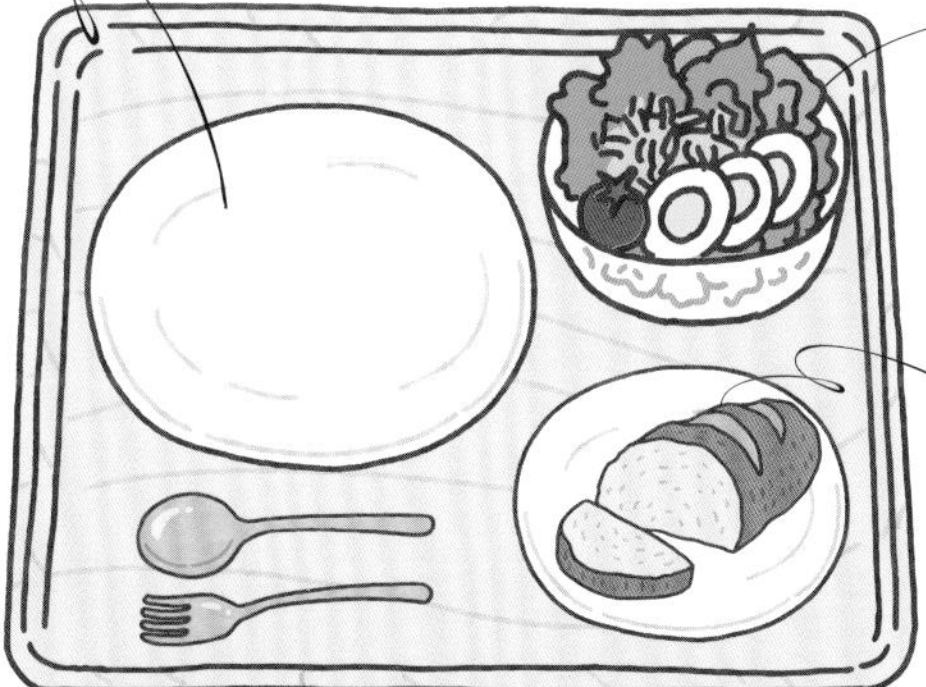

サラダやスープをプラス

野菜も補えるとバランスがよくなります。海藻類や豆類も摂れるとより good。

パン

白い食パンに比べると、ライ麦パンにするだけで鉄量が2倍以上にアップします。

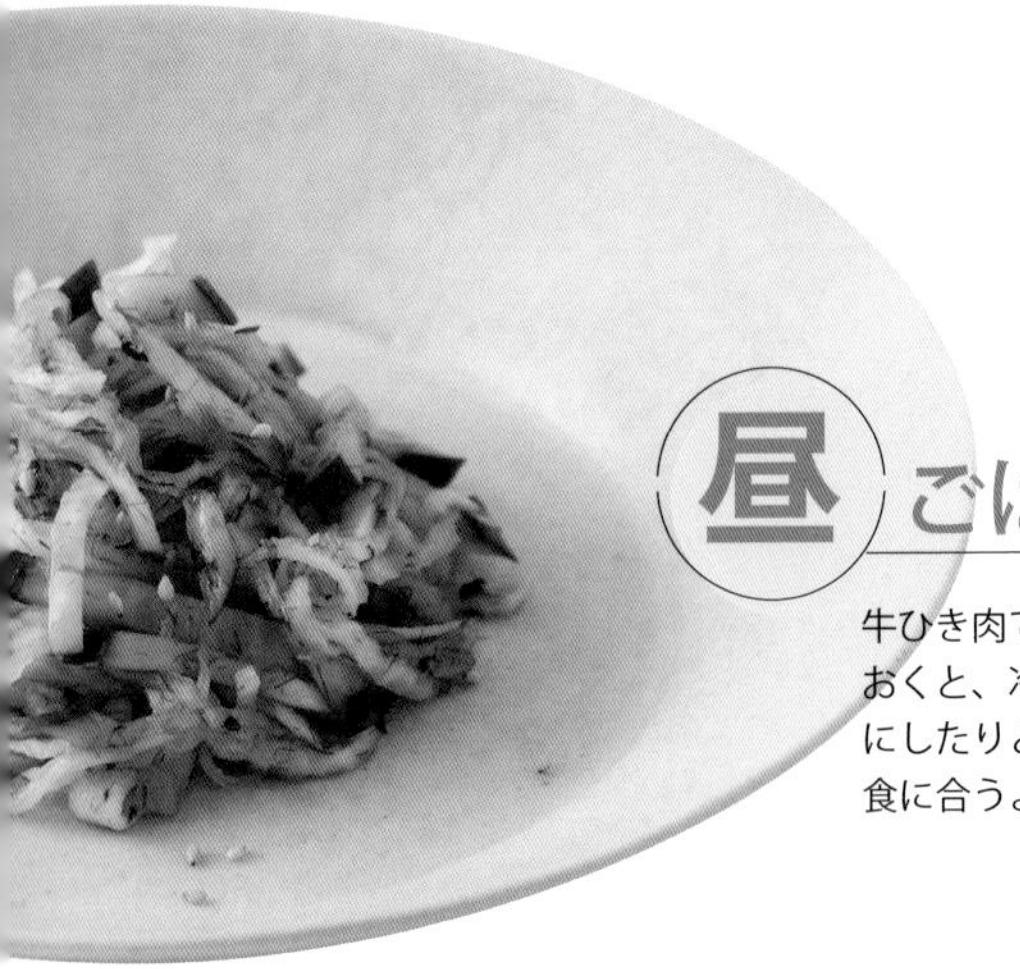

鉄量（1人分）

合計 **12.7mg**

Day 5

昼ごはん

鉄合計量（1食当たり）：**3.0mg**

牛ひき肉でつくるミートソースは鉄が豊富。大量につくっておくと、冷凍保存ができ、ピザトースト風にしたり、ドリアにしたりとアレンジ可能です。また、鉄食材の切干大根を洋食に合うようにサラダ仕立てにして合わせるのもおすすめ。

「切干大根の青のりサラダ」

鉄量：**0.8mg**

切干大根は煮物というイメージがありますが、鉄リッチな食材なのでサラダなどのアレンジも覚えておくと便利。サラダ仕立てにすると、パリパリ食感が病みつきになり、食欲をそそります。

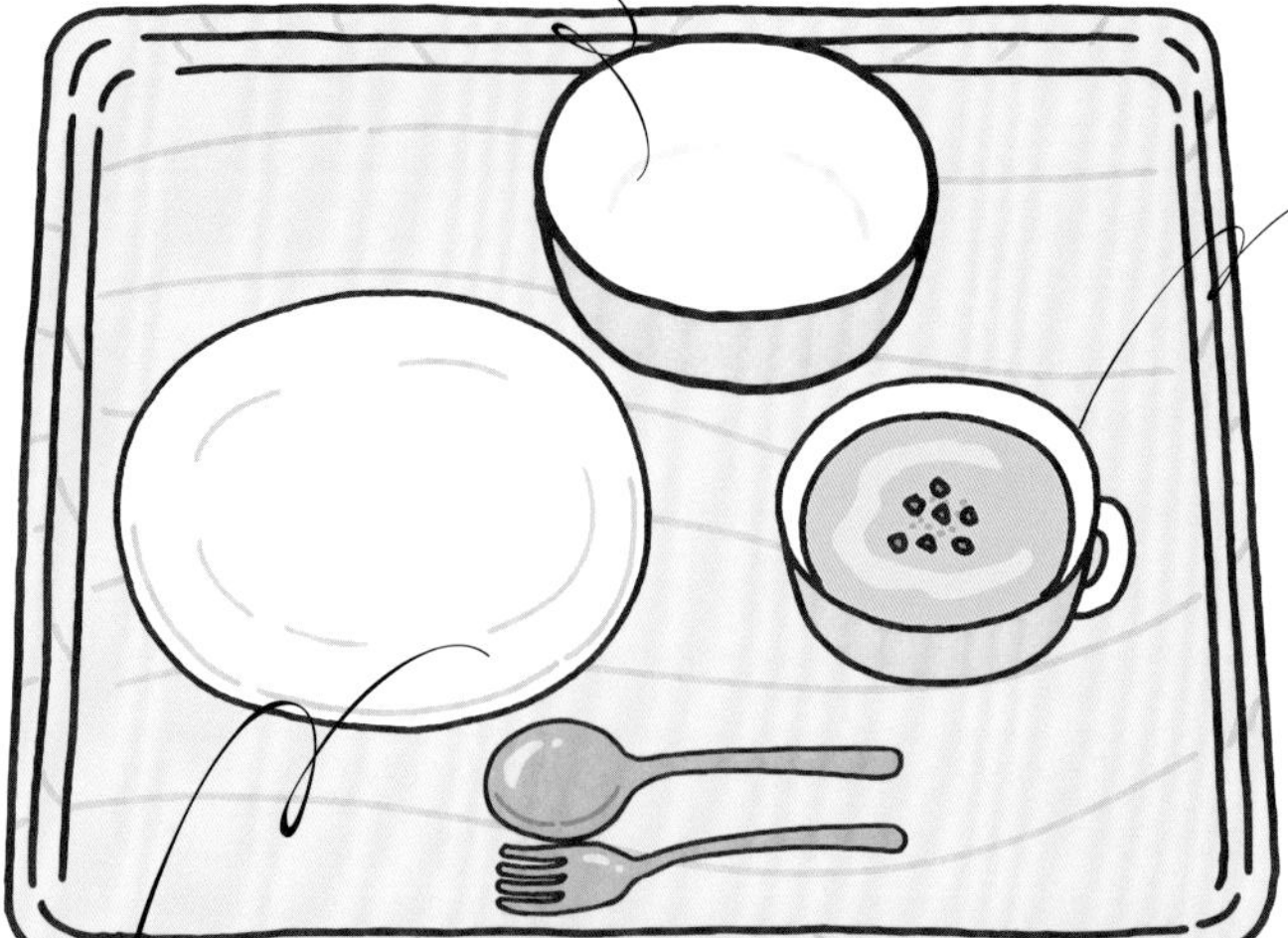

汁物でも鉄をチャージ!

コーンスープを豆乳でつくったり、あさり入りのクラムチャウダーにしたりすると、鉄の補給量がアップ。

「牛肉ミートソースドリア」

鉄量：**2.2mg**

牛や豚のひき肉でつくることの多いミートソースですが、高野豆腐のパウダーもプラスすると、より鉄リッチに。そのままパスタで食べるもよし、ごはんとドリアにするもよし。

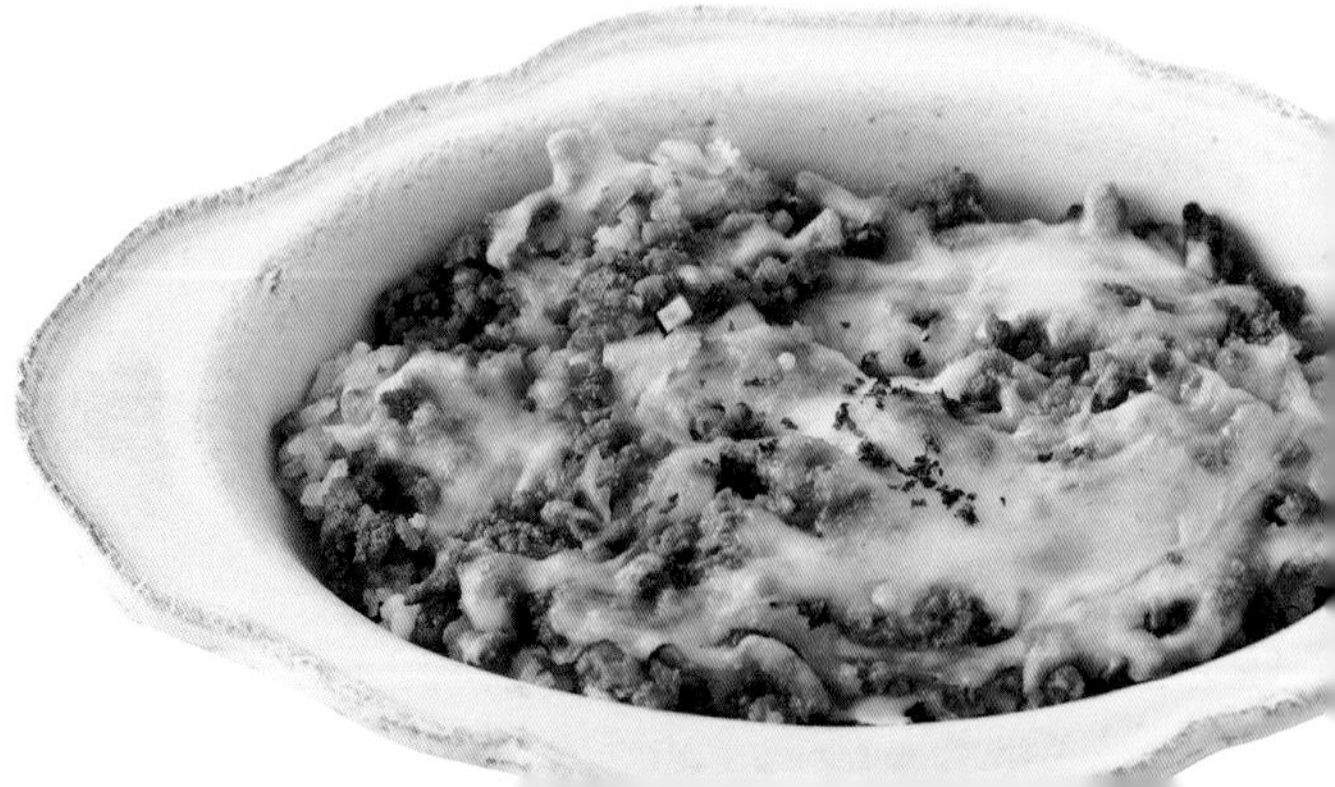

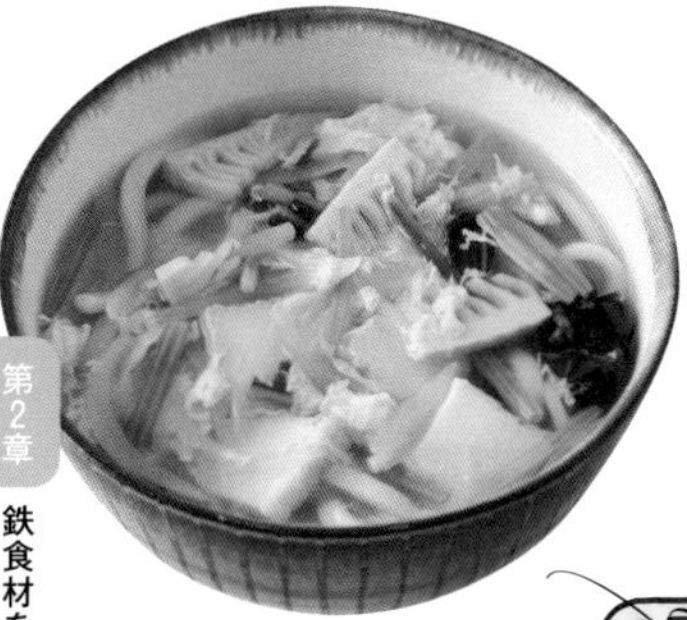

「厚揚げの
とろみうどん」

鉄量:2.2mg

Day4の朝ごはんで登場した厚揚げのとろみスープをうどんにアレンジ。味つけはそのままに水とうどんを投入するだけなので、つくった翌日ならつくり置きも可能です。

朝ごはん 鉄量（1食当たり）：2.2mg

食欲のない朝、寝不足の朝、ちょっと不調の朝などにおすすめなのがうどん。厚揚げやほうれん草、卵などの鉄食材を選ぶだけで、立派な鉄チャージ食になります。

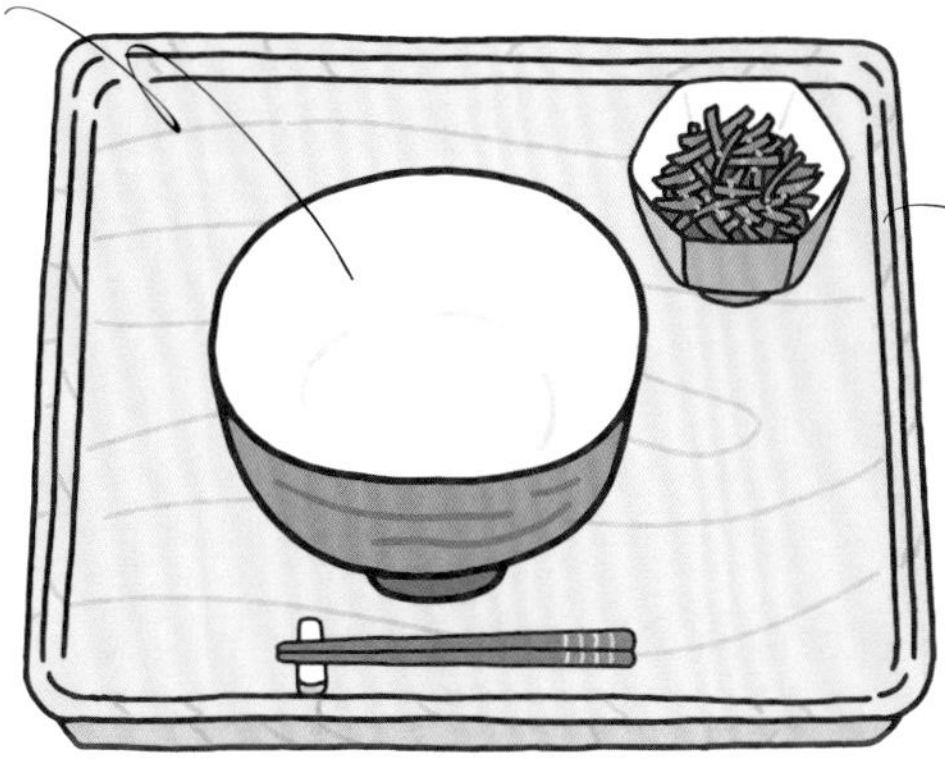

副菜も摂って
バランスを

時間があるときは、ぜひきんぴらごぼうなどの副菜も摂って野菜も補給を！ 副菜に合わせて青のりや黒ごまをプラスするとさらに鉄量アップ。

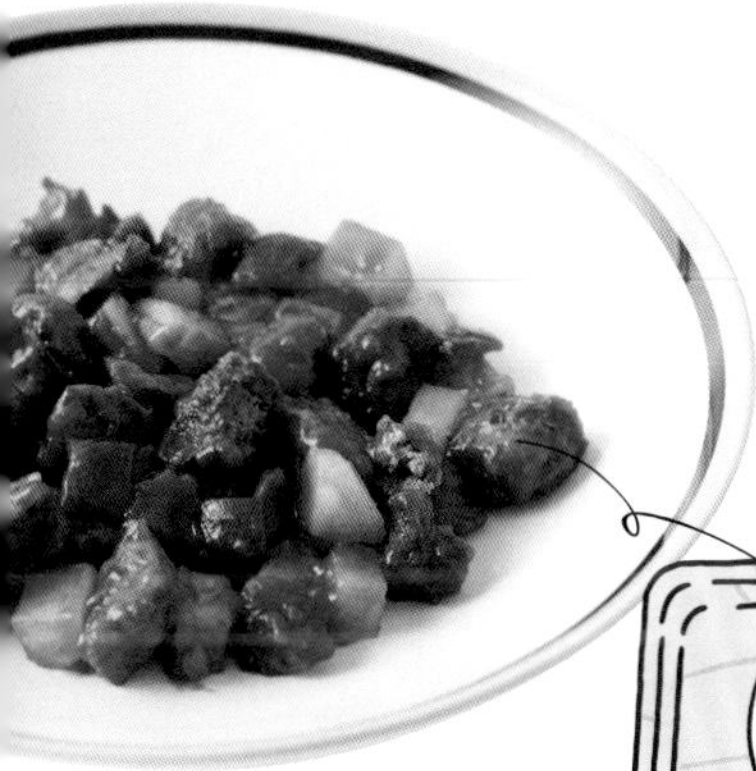

「フレッシュな
レバーケチャップ
炒め」

鉄量:7.5mg

独特の食感、臭みなどが苦手という人が多いレバーですが、鉄含有量でいえば、ダントツの高さ。ケチャップで味をつけると甘酢炒めのようで食べやすくなりますよ。

夜ごはん 鉄量（1食当たり）：7.5mg

「鉄といえばレバー」といわれるくらいの鉄の王様。1食で1日必要量の約7割が摂れる優秀食材。苦手な人も多いのですが、ケチャップで味をつけると独特の臭みがなくなり、食べやすくなります。

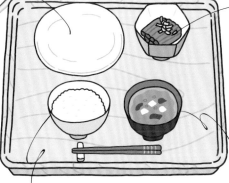

副菜も
プラスして
バランスを

野菜がもう少し摂れると献立としてはバランスがよくなります。鉄食材を使えば、鉄の足し算にも！

汁物でも
鉄を意識
してみて

だしをとるだけで鉄が少しチャージできるので、味噌汁やスープを足すのがおすすめ。

ごはん

玄米や麦ごはん、五穀米などにすると、白米よりも鉄を摂ることができて便利です。

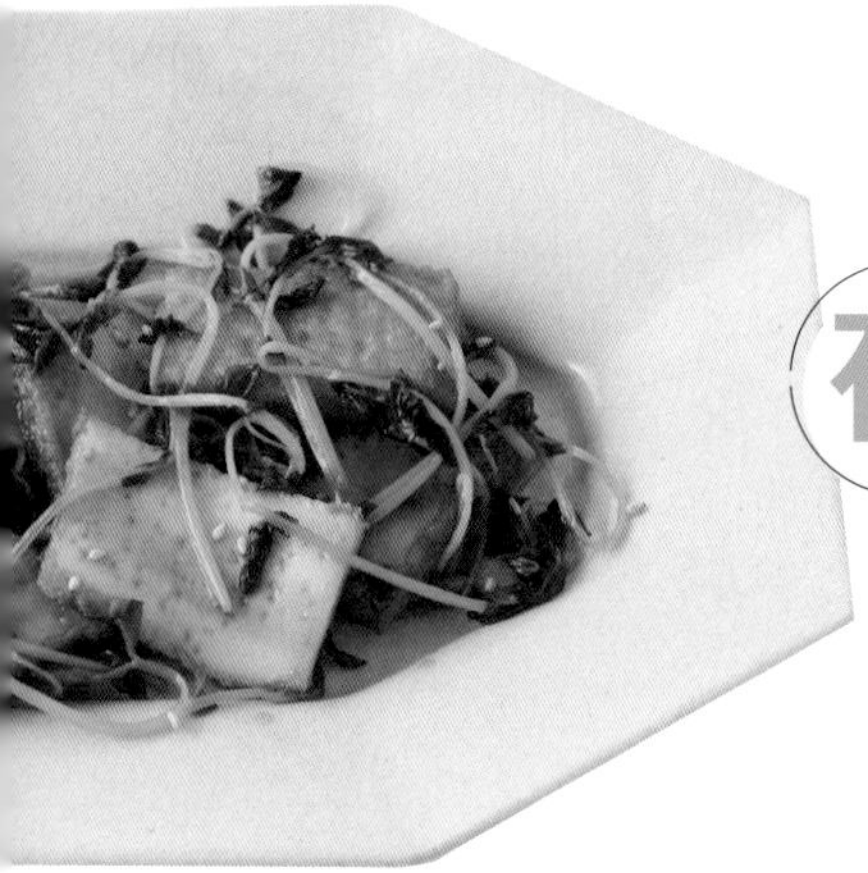

鉄量（1人分）

合計**10.7mg**

Day 6

夜ごはん

鉄合計量（1食当たり）：**2.2mg**

副菜をいくつか組み合わせて鉄を補給するのも一案です。切干大根や厚揚げは鉄食材なので、いろいろなレシピでつくり置きして、日々、ちょい足しをしていけると鉄の貯金がしやすくなります。

「厚揚げと豆苗のきんぴら」

鉄量：**1.7mg**

厚揚げは鉄を多く含む優秀食材です。油抜きをするひと手間が面倒に感じるかもしれませんが、きんぴらをはじめ、煮物にしたり、炒めたりと、ぜひいろいろと活用してみて。

「戻さない切干大根の煮物」

鉄量：**0.5mg**

切干大根は１食当たりの鉄含有量はそれほど多くはないものの、鉄の貯金はコツコツと足し算をしていくことなので、副菜も上手に活用できると、貯金上手への近道になりますよ。

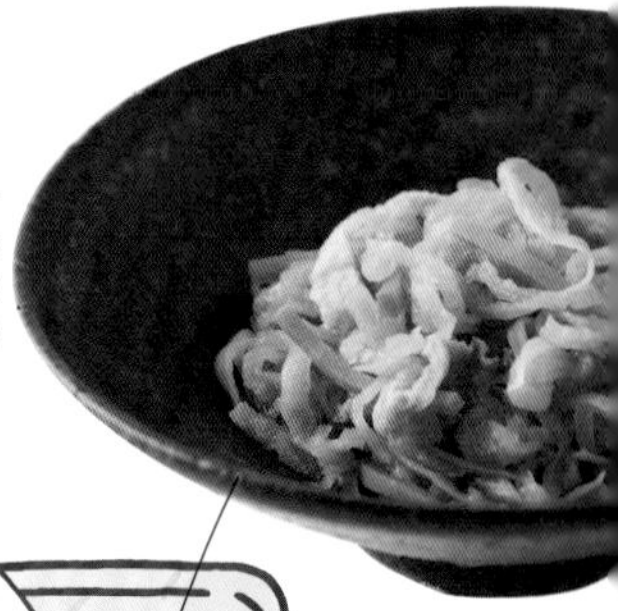

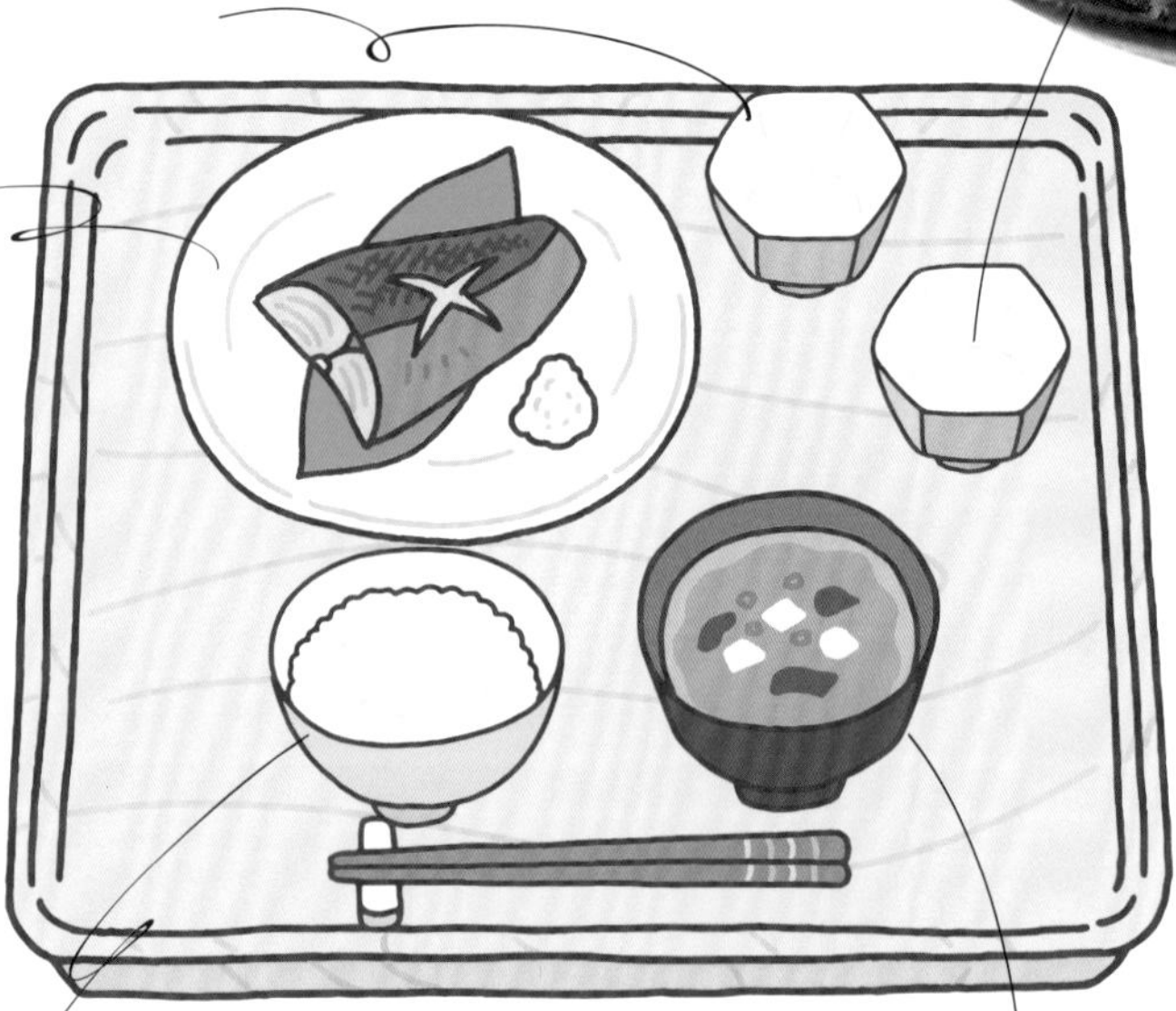

主菜も
しっかり摂って

たんぱく質と鉄は相思相愛の関係なので、ぜひ献立にプラスしていただきたいところです。

ごはん

玄米や麦ごはん、五穀米などにすると、白米よりも鉄を摂ることができて便利です。

汁物でも
鉄チャージを！

定番の味噌汁には、味噌の鉄をはじめ、具材によってはさらにチャージが可能に。

朝 ごはん 鉄量（1食当たり）：1.8mg

朝、食べやすい鉄補給メニューのひとつに汁物があります。鉄食材である豆腐や厚揚げ、油揚げなどの大豆製品や小松菜などの青菜はスープや味噌汁に取り入れやすいので手軽に補給できます。

副菜も
鉄の宝庫！

切干大根や大豆製品、青菜、のりなどの鉄食材を取り入れると、少しずつ鉄をチャージできます。

主菜は簡単な
ものでもOK！

朝は忙しいと思うので、スクランブルエッグや目玉焼きなどの簡単な卵料理だけでも一緒に。

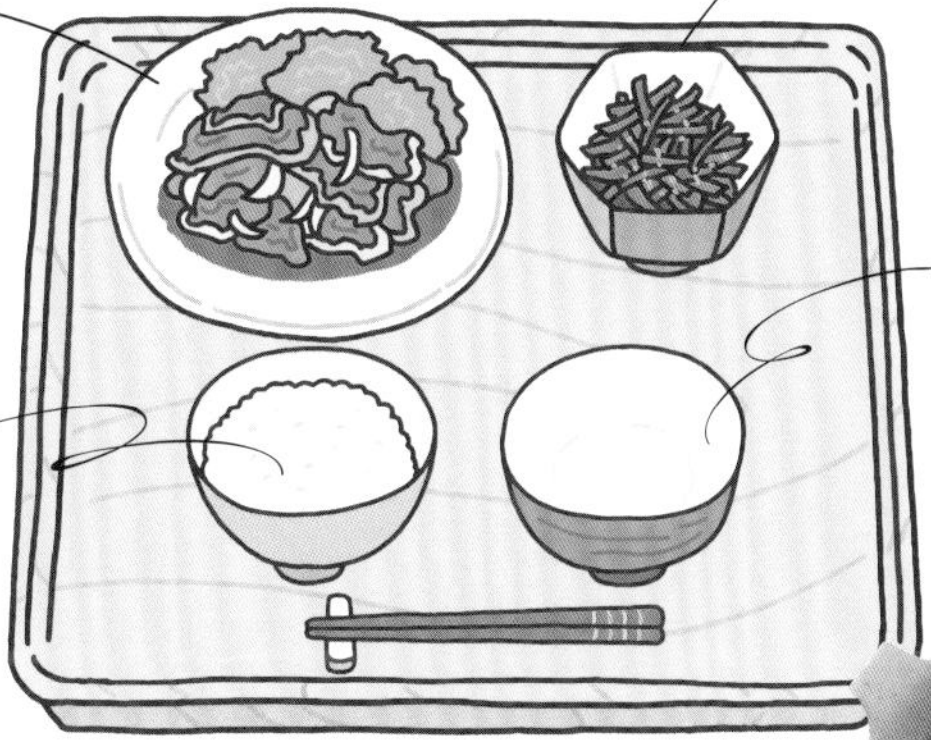

ごはん

玄米や麦ごはん、五穀米などにすると、白米よりも鉄を摂ることができておすすめです。

「小松菜と油揚げのスープ」

鉄量：1.8mg

大豆製品である油揚げ、小松菜ともに鉄食材。醤油とみりんベースのスープにしていますが、味噌汁でももちろんOKです。

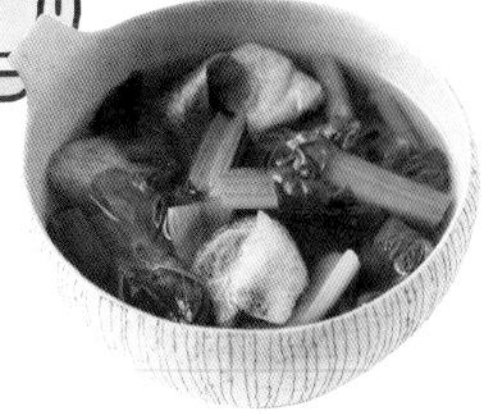

昼 ごはん 鉄量（1食当たり）：6.7mg

あさりはこれだけで1日の推奨量の半分以上を補うことができます。缶詰や冷凍を使うとすぐに調理ができるので、常備しておくと便利です。スープに使うと、リゾットに応用もできておすすめ。

サラダなどで
野菜もプラス

リゾットだけだと野菜やたんぱく質が少ないので、可能ならばツナやゆで卵などをプラスしたサラダなどもぜひ一緒に。

「あさりのトマトリゾット」

鉄量：6.7mg

あさりの入ったミネストローネをつくっておくと、そこに炊いてあるごはんを入れて軽く煮込むだけでリゾットが完成！ 1食で6.7mgもの鉄が補給できるメニューはぜひ覚えておいてください。

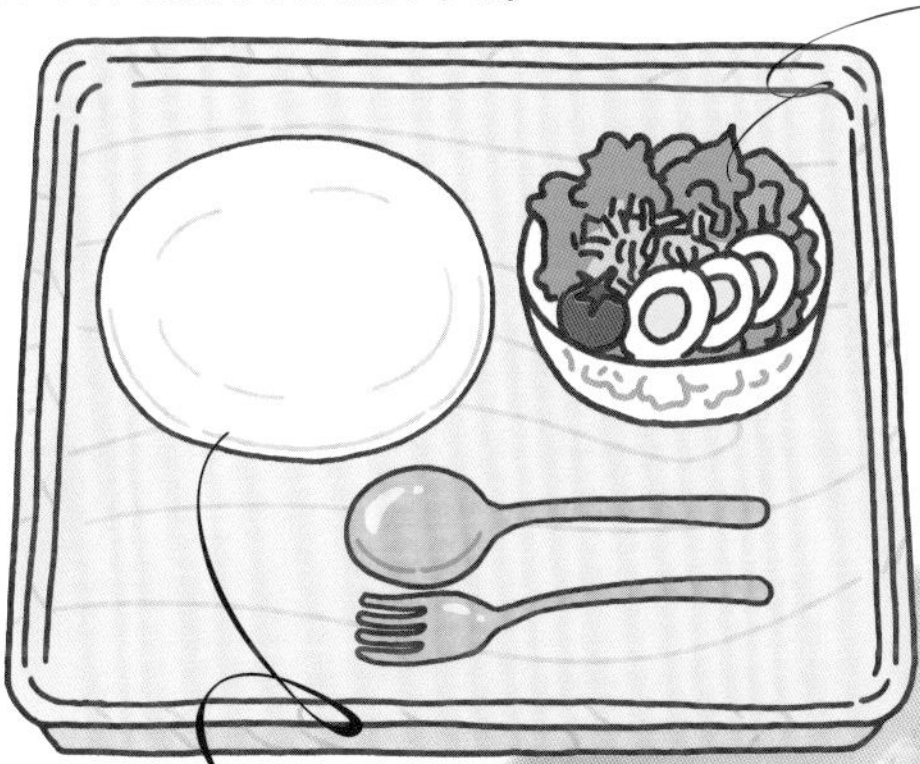

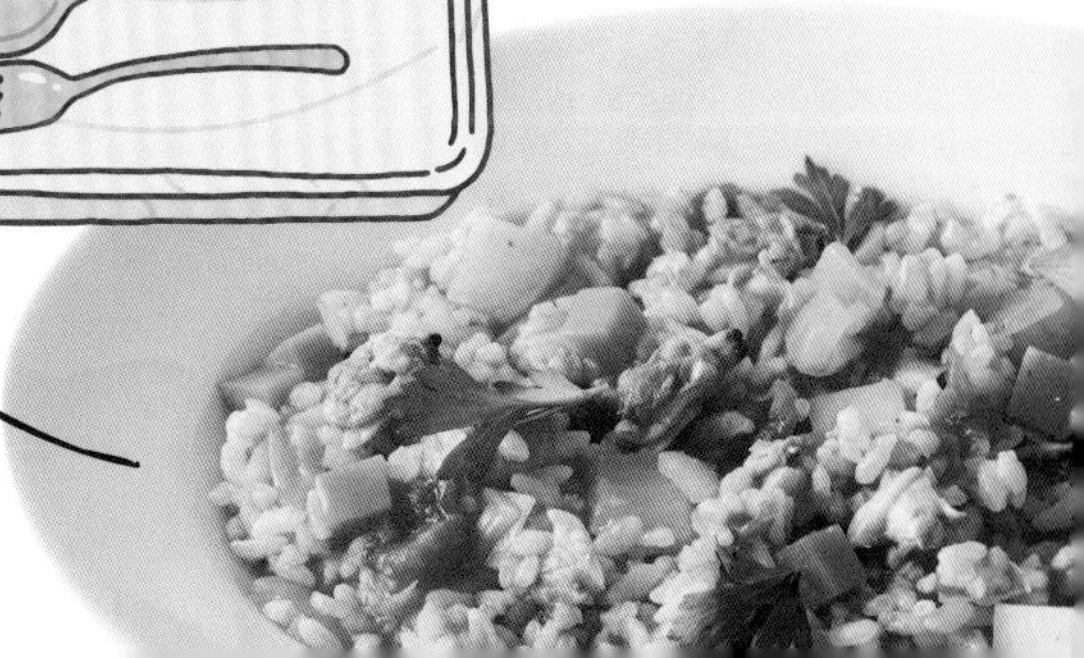

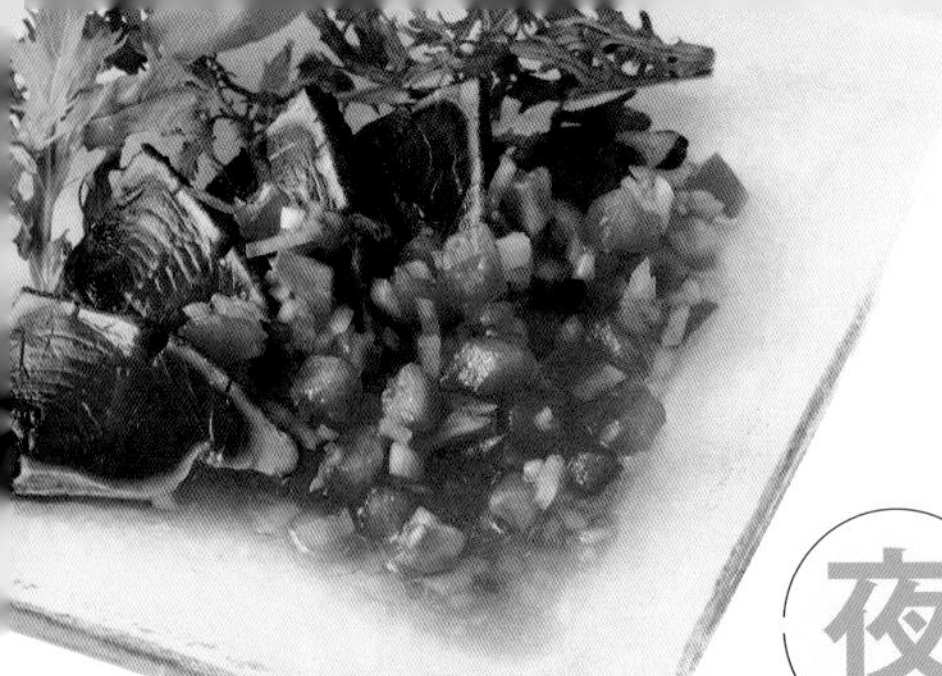

鉄量（1人分）
合計 **10.6mg**

Day 7

夜ごはん

鉄合計量（1食当たり）：**2.5mg**

魚で鉄リッチといえばマグロやカツオがあります。どちらも鉄が1.5mgくらい含まれていて、お刺身で手軽にいただけるので覚えておいてください。切干大根は煮物だけでなく。サラダにしてもパリパリ食感で美味しくいただけるのでぜひレパートリーに。

「イタリアン風カツオのたたき」

鉄量：**1.7mg**

カツオは臭みが気になる人も多いのですが、トマトの酸味や玉ねぎの辛味などがあると気にならず、美味しくいただけます。たまには洋風にアレンジするのもおすすめ。

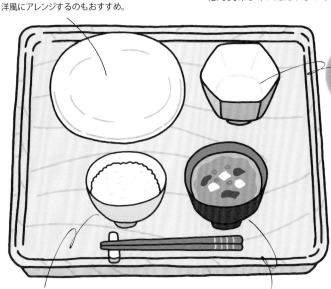

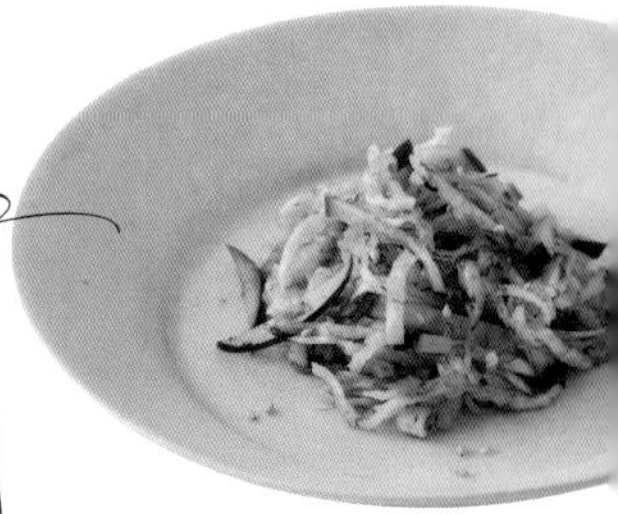

「切干大根の青のりサラダ」

鉄量：**0.8mg**

切干大根は戻す時間が必要なく、数回洗って絞るを繰り返すだけでサラダにできるので、常備しておくと便利。青のりにも鉄が含まれるのでぜひ一緒に。

ごはん

玄米や麦ごはん、五穀米などにすると、白米よりも鉄を摂ることができておすすめ。

汁物を一緒に添えて

味噌汁やスープのだしにも鉄が含まれるうえ、具材によってもプラスできます。

間食

鉄量（1食当たり）：**0.8mg**

間食でも鉄が意識できると貯金しやすくなります。甘いものが食べたいときにおすすめなのがカップケーキ。このとき、鉄食材を入れると少量でも鉄補給ができます。

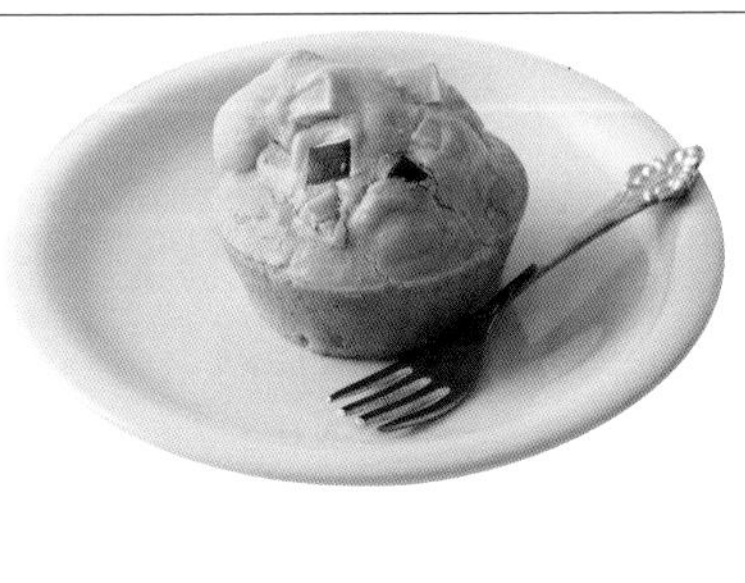

「豆乳とさつまいものカップケーキ」

材料を混ぜて焼くだけのカップケーキ。卵と豆乳、2つの鉄食材が入っています。

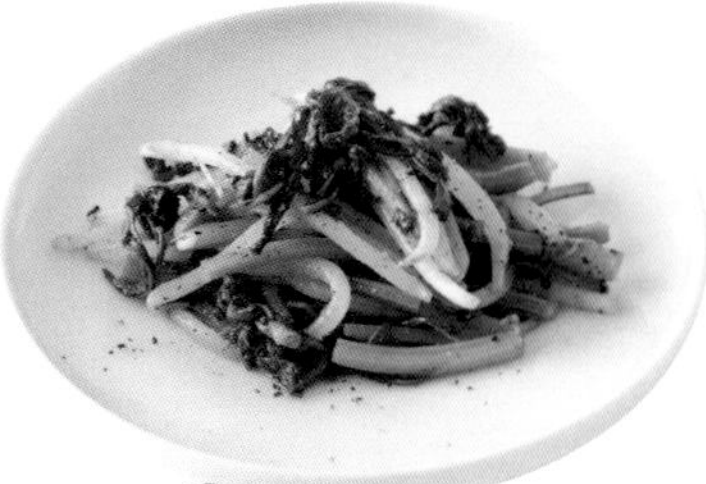

朝ごはん

鉄合計量（1食当たり）：**2.4mg**

主菜に卵を使うとそれだけでも鉄が摂れるのですが、そこにツナなどの鉄食材をプラスするのもおすすめです。また、副菜でも春菊などの鉄食材を足すことで、少量ずつでも足し算をしましょう。

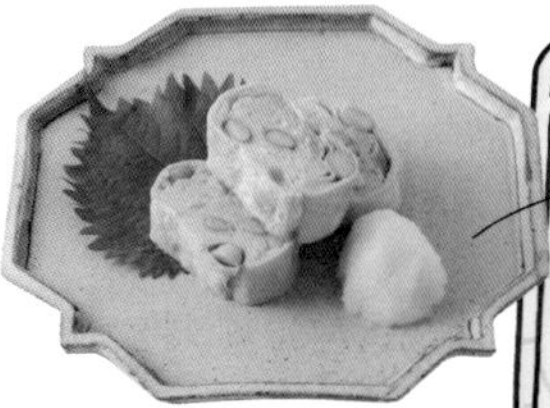

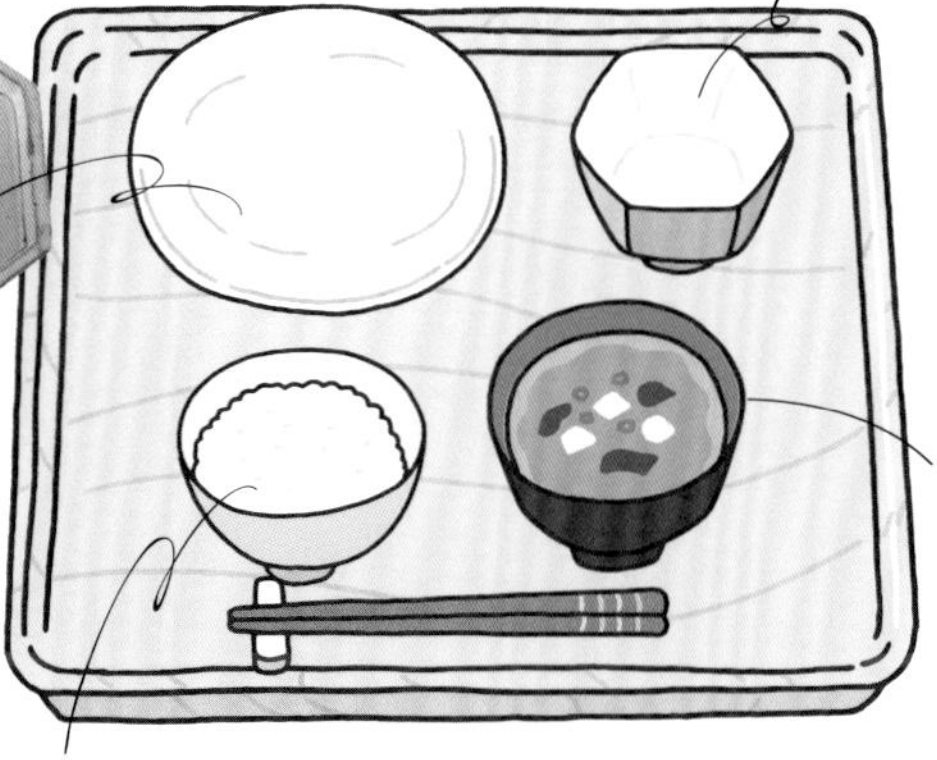

「春菊の黒ごまナムル」

鉄量：**1.0mg**

春菊などの野菜をサッと茹でて和えるだけなので、とても簡単。副菜のレパートリーに加えて損なし！

「枝豆とツナのボリューム卵焼き」

鉄量：**1.4mg**

卵自体も鉄食材ですが、そこに枝豆とツナもプラスすると鉄量がグンと増えます。

汁物でも
鉄の補給を意識

だしをとるだけで鉄が少しチャージできるので、味噌汁やスープを足すのがおすすめ。

ごはん　玄米や麦ごはん、五穀米などにすると、白米よりも鉄を摂ることができておすすめ。

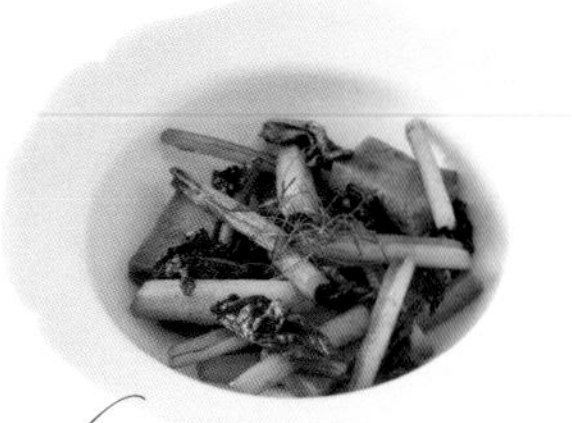

昼ごはん

鉄合計量（1食当たり）：**4.9mg**

納豆や高野豆腐などの大豆製品はとても鉄豊富な食材。特に高野豆腐は2.3mgも鉄を含んでいるので、多用したい食材です。水で戻したら、煮るのはもちろん、炒めても美味しいですよ。

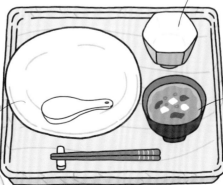

「小松菜と高野豆腐のピリ辛炒め」

鉄量：**2.7mg**

鉄食材の組み合わせ。コチュジャンと豆板醤でコクのある辛味が加わるとまた違った印象に変わっておすすめ。

「納豆の和風チャーハン」

鉄量：**2.2mg**

鉄食材の納豆を使ってチャーハンに。チャーシューなどを入れてもよいけれど、鉄を意識するなら納豆を。

汁物でも
鉄補給を！

だしをとるだけで鉄が少しチャージできるので、味噌汁やスープを足すのがおすすめ。

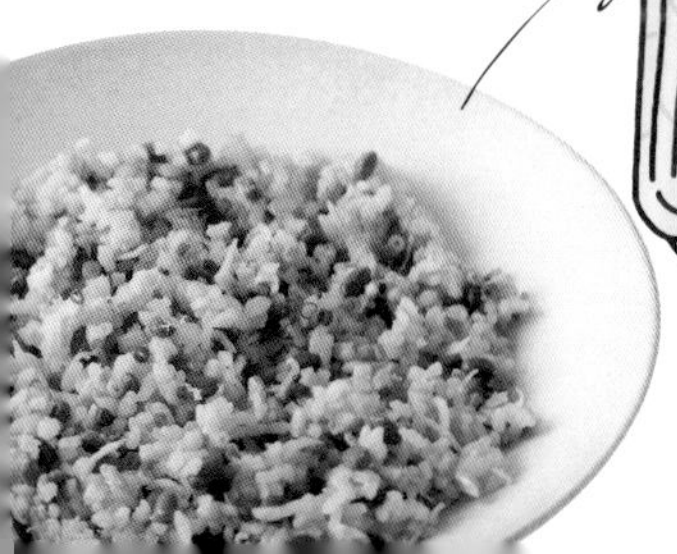

1日に必要な鉄量が摂りやすい！

メインのおかず

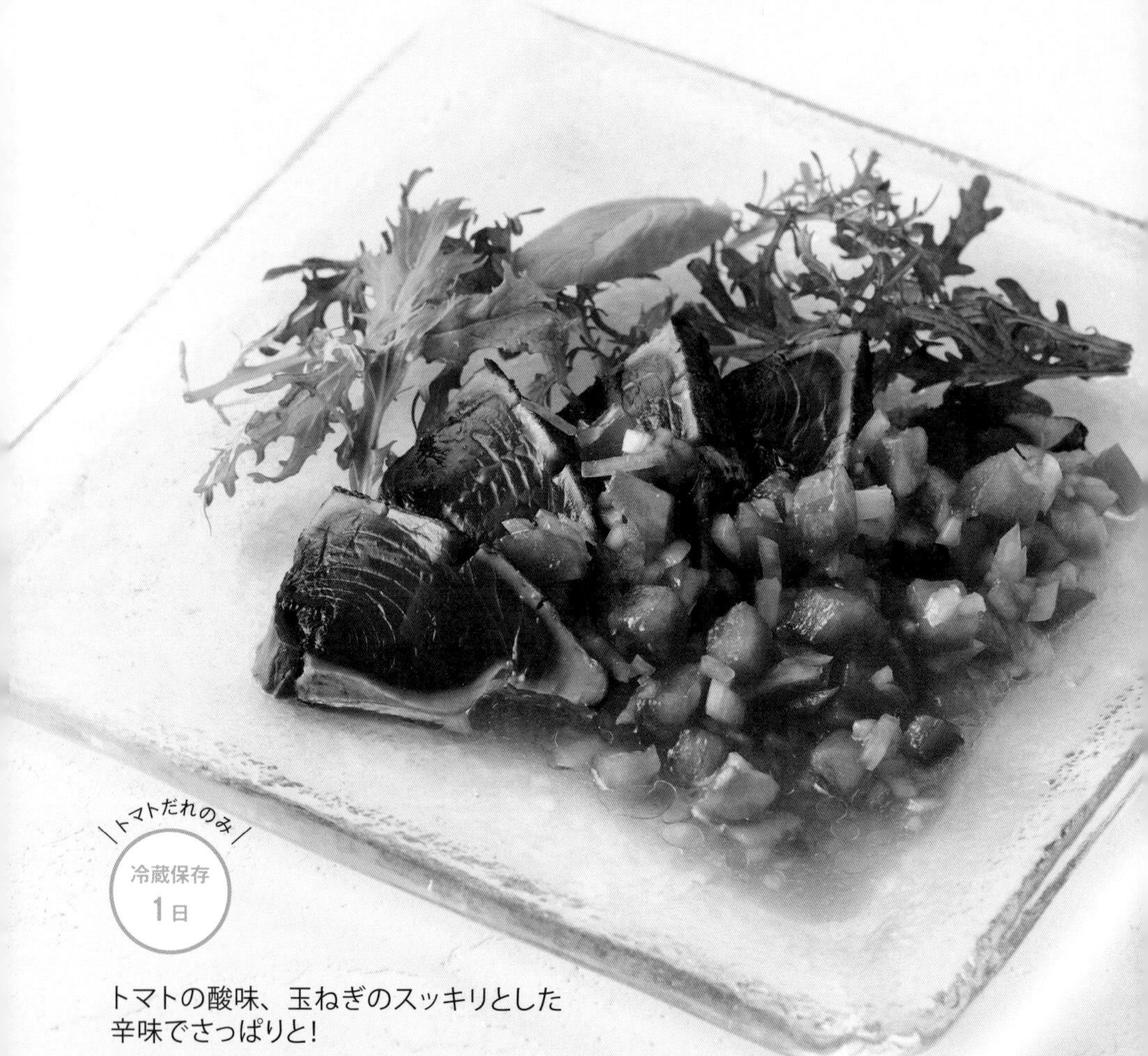

＼トマトだれのみ／
冷蔵保存
1日

トマトの酸味、玉ねぎのスッキリとした
辛味でさっぱりと！

イタリアン風 カツオのたたき

鉄量（1人当たり）：**1.7mg**

材料（2人分）

カツオのたたき…160g
トマト…中玉1/2個（100g）
玉ねぎ…1/4個（50g）
★オリーブオイル…大さじ1
★ポン酢…大さじ1
★おろしにんにく…小さじ1/2

作り方

1 トマトは1cm角に切る。
2 玉ねぎは粗めのみじん切りにし、塩ひとつまみ（分量外）を加え混ぜる。水分が出てきたら、キッチンペーパーで水気を絞る。
3 1、2、★の調味料を混ぜ合わせ、カツオのたたきの上にのせる。

酸味が効いていて爽やかな味わい

さっぱりイワシソテー　梅ソースがけ

鉄量（1人当たり）：**2.5mg**

材料（2人分）

イワシ（開き）…4尾
塩こしょう…少々
小麦粉…適量
オリーブオイル…小さじ1
大葉…4枚
みょうが…2個（20g）
梅干し…2粒（または梅肉20g）
★醤油…小さじ1
★酢…小さじ1
★オリーブオイル…小さじ1

作り方

1. イワシの両面に、塩こしょうで下味をつけ、軽く小麦粉をふる。フライパンにオリーブオイルをひき、中火で両面を焼く。
2. 大葉とみょうがは千切りにして合わせる。
3. 梅干しは種をとって、果肉を潰す。★の調味料を加え混ぜる。
4. イワシと2の薬味を皿に盛り付け、3の梅ソースを添える。

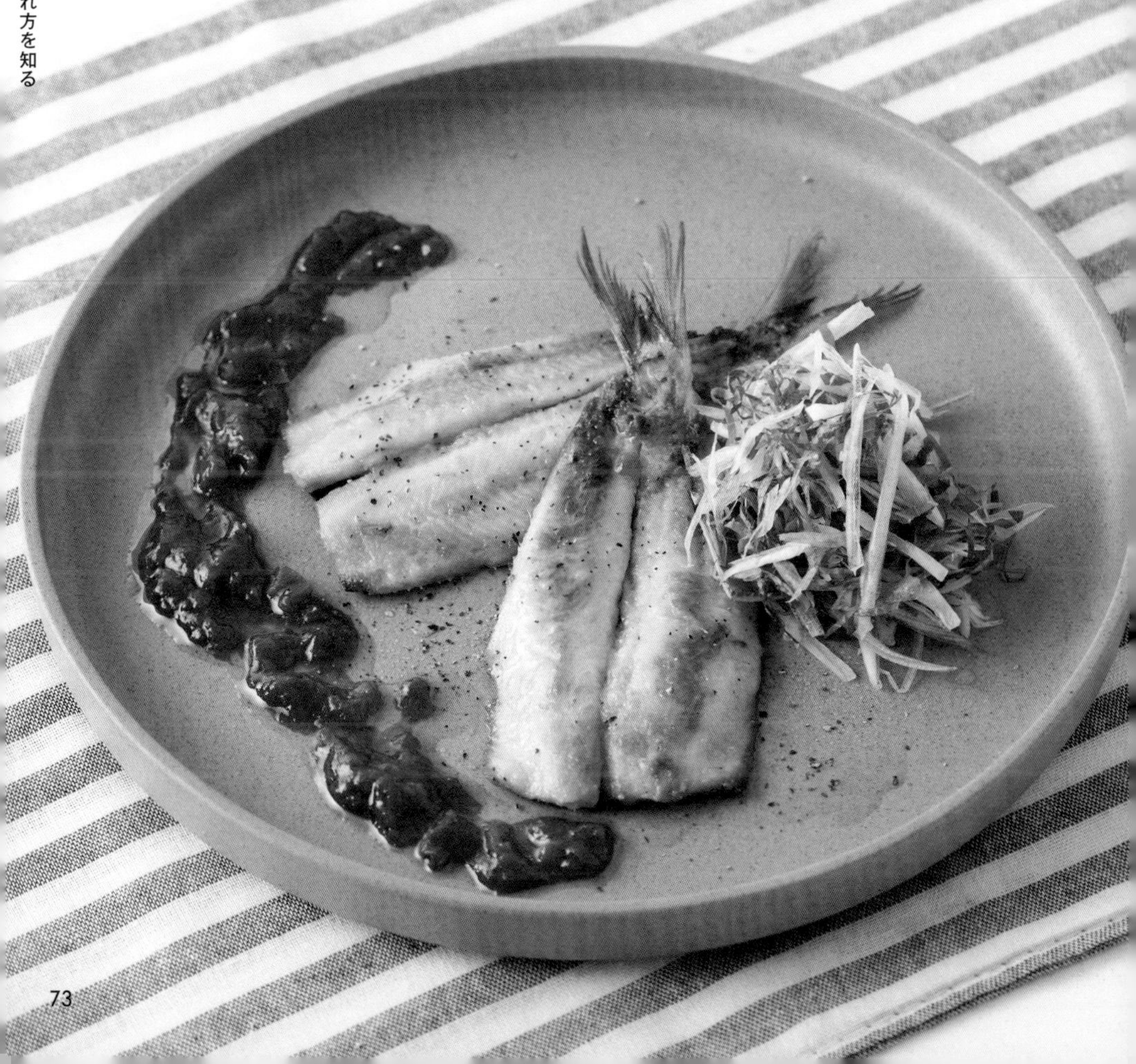

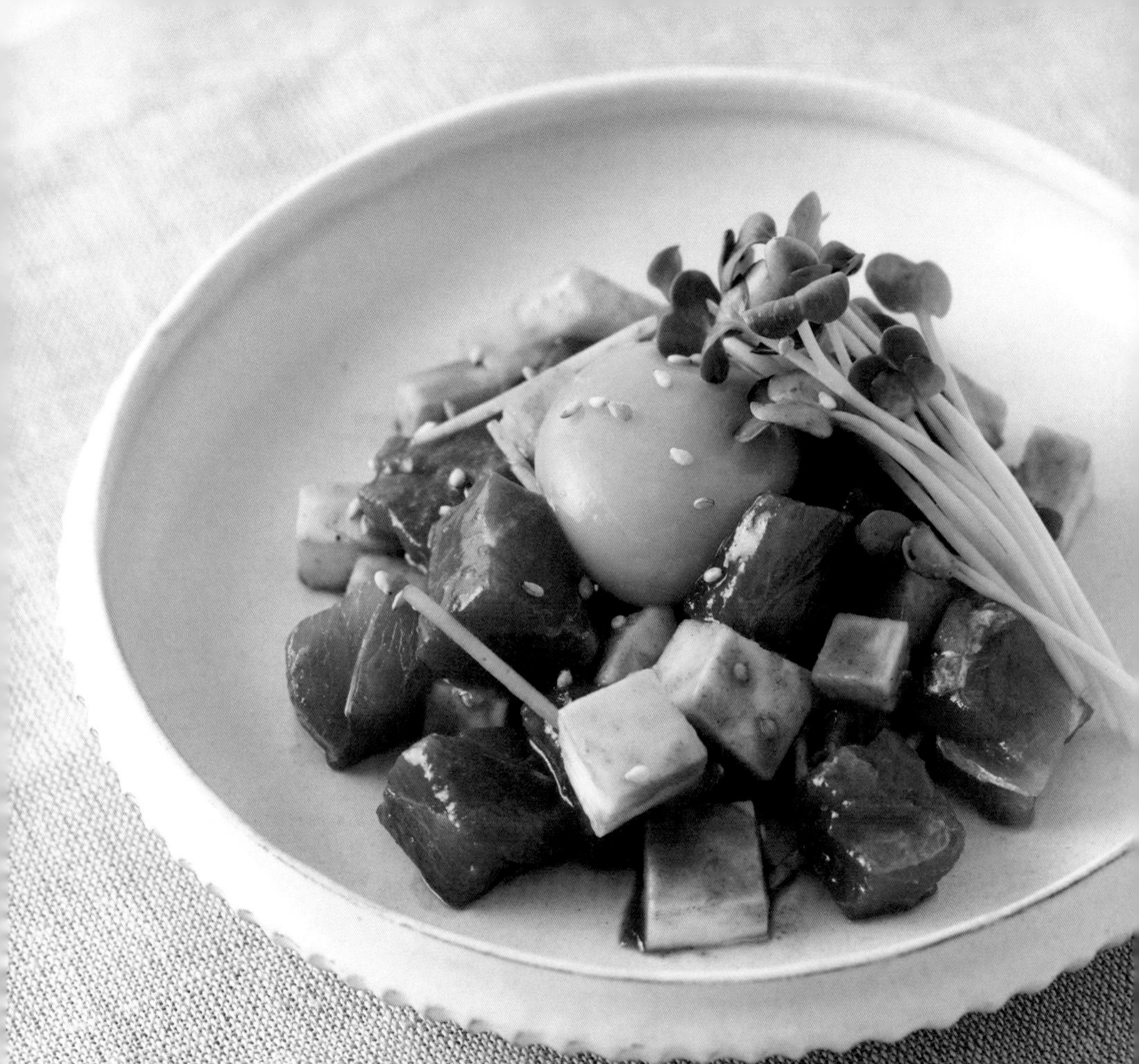

山芋のサクサク感、
卵黄のとろり感と食感も楽しい！ 丼にしてもOK

ピリ辛マグロユッケ

鉄量（1人当たり）：**2.0mg**

材料（2人分）

マグロ…160g
山芋…約4cm（80g）
卵黄…2個分
かいわれ大根…10g
★ごま油…小さじ1
★醤油…小さじ2
★コチュジャン…小さじ2
★酢…小さじ2
★おろしにんにく…小さじ1
お好みで白ごま…適量

作り方

1 マグロは1.5cm角に切る。山芋は皮をむき、マグロと同じ大きさの角切りにする。
2 ★の調味料を混ぜ合わせる。1と合わせ、30分程度漬け込む。
3 2を器に盛り付け、卵黄を上にのせる。
4 白ごまをお好みでふりかけ、根元を切り落としたかいわれ大根を添える。

冷蔵保存
1〜2日

※マグロの消費期限による
※調味料と卵黄は除いて保存

牛肉のコクとかぼちゃのホクホク感の相性抜群!

かぼちゃの牛肉巻き 照り焼き風

鉄量(1人当たり):**2.7mg**

材料(2人分)

かぼちゃ…1/6個(180g)
牛肉もも薄切り…160g
片栗粉…少々
油…小さじ1
★醤油…小さじ3
★みりん…小さじ3
★きび砂糖(または砂糖)…小さじ2

作り方

1 かぼちゃは約1cm幅に切り、レンジ(600W2分30秒)で温め柔らかくする。
2 かぼちゃの粗熱がとれたら、牛肉を巻きつける。片栗粉を両面に軽くふる。
3 フライパンに油をひき、2の巻き終わりを下にして中火で焼く。焼き色がついたら裏返し、蓋をして弱火で5分蒸し焼きにする。
4 ★の調味料を合わせ、3に加える。水分がとぶまで煮絡める。ゆでたいんげんなどを添えてもOK。

冷蔵保存 1〜2日

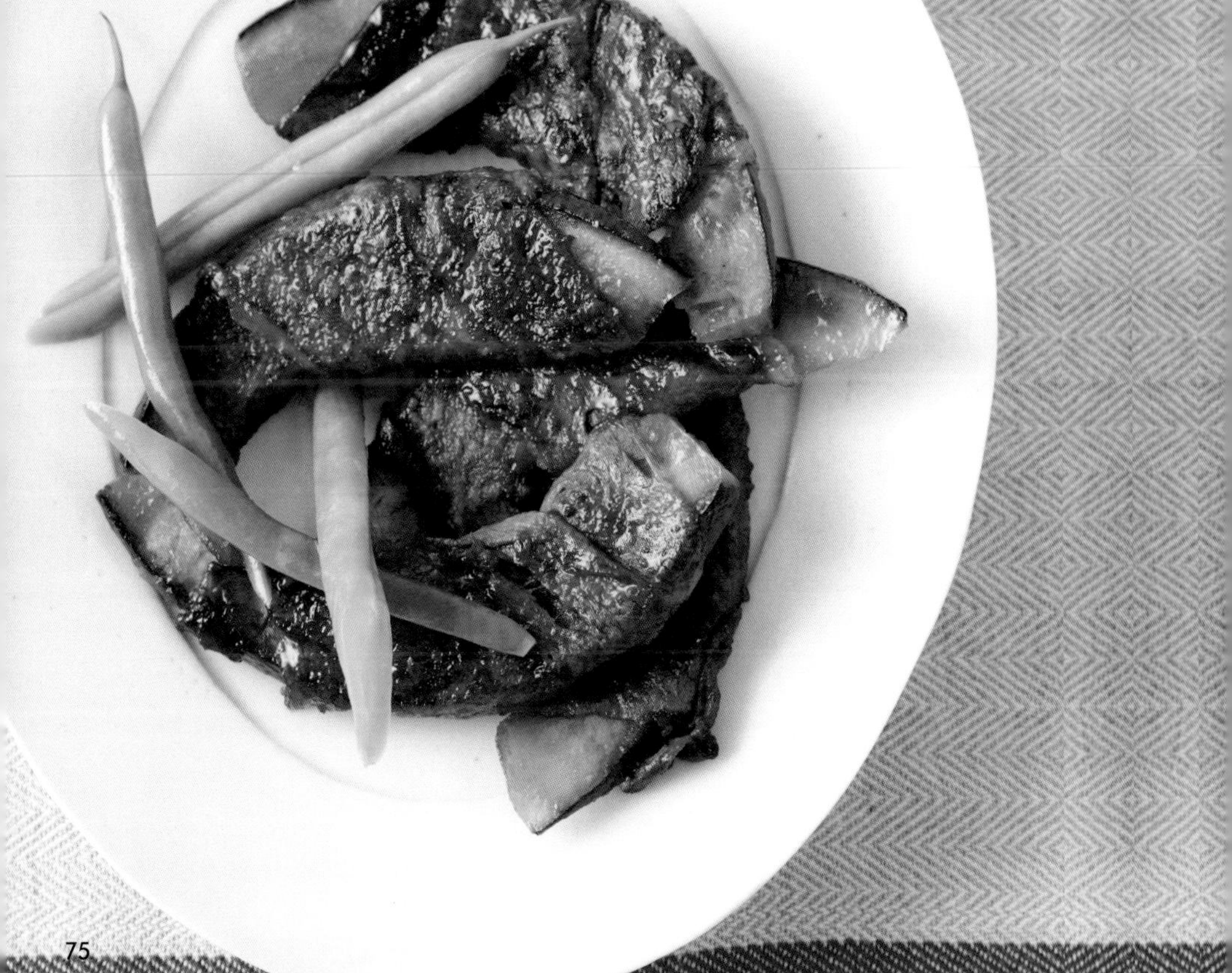

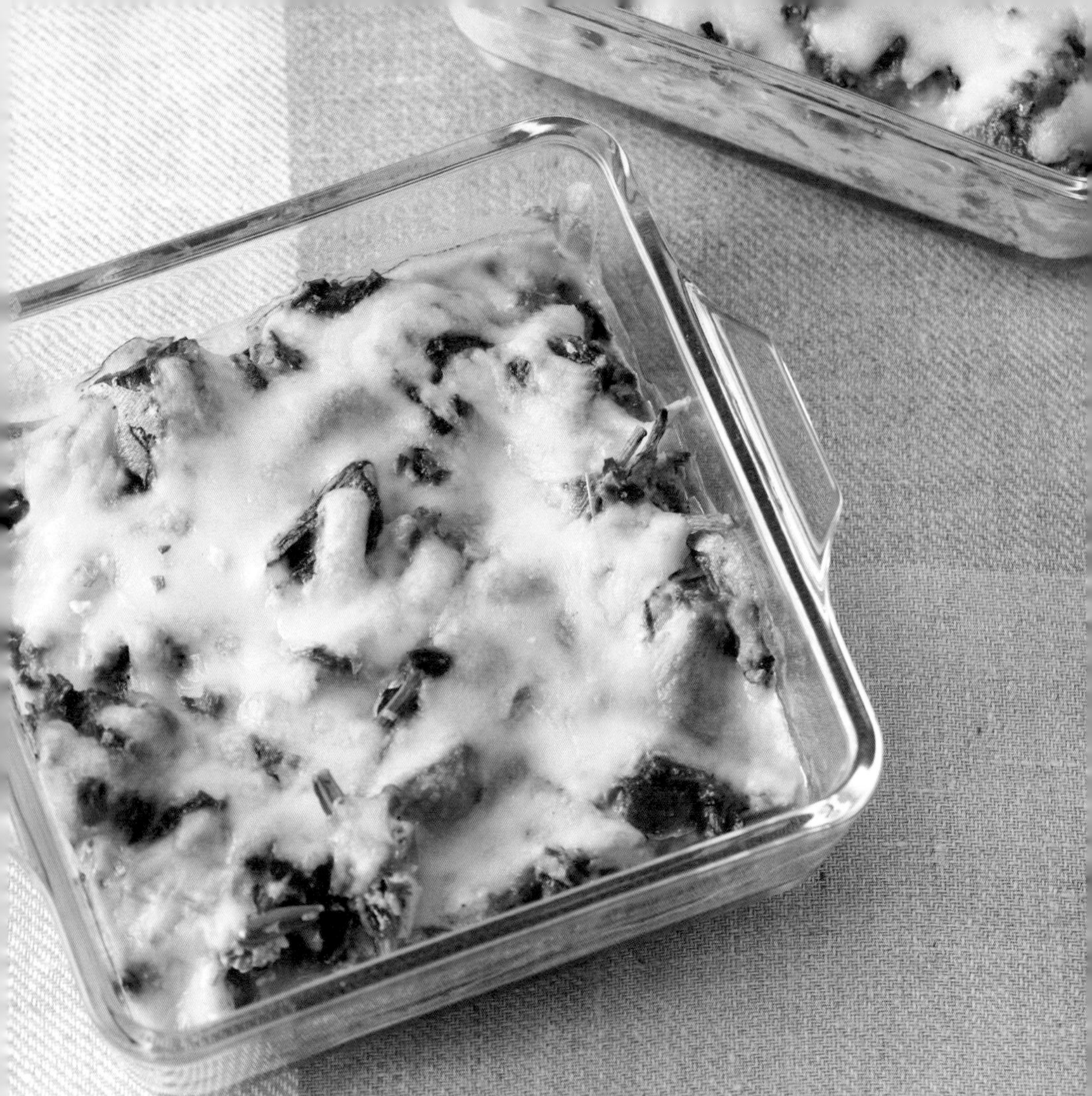

サバと豆腐からダブルで鉄の補給が可能!

サバ缶と豆腐の鉄満点グラタン

鉄量（1人当たり）:**4.1mg**

材料（2人分）

サバ缶（味噌煮）…1缶（200g）
絹ごし豆腐…1/2丁（150g）
マヨネーズ…20g
ほうれん草…1/2束（100g）
ピザ用チーズ…30g

作り方

1. 沸騰した湯でほうれん草を茹でる。水にさらし、固く絞ったら3cm幅に切る。
2. 豆腐、マヨネーズをミキサーまたはブレンダーにかけ、なめらかにする。
3. 軽くほぐしたサバ缶と、1を耐熱容器に入れ、上から2をかけ、ピザ用チーズを上にのせる。250℃に予熱したオーブンで5～10分焼き、
4. チーズに焼き色をつける。

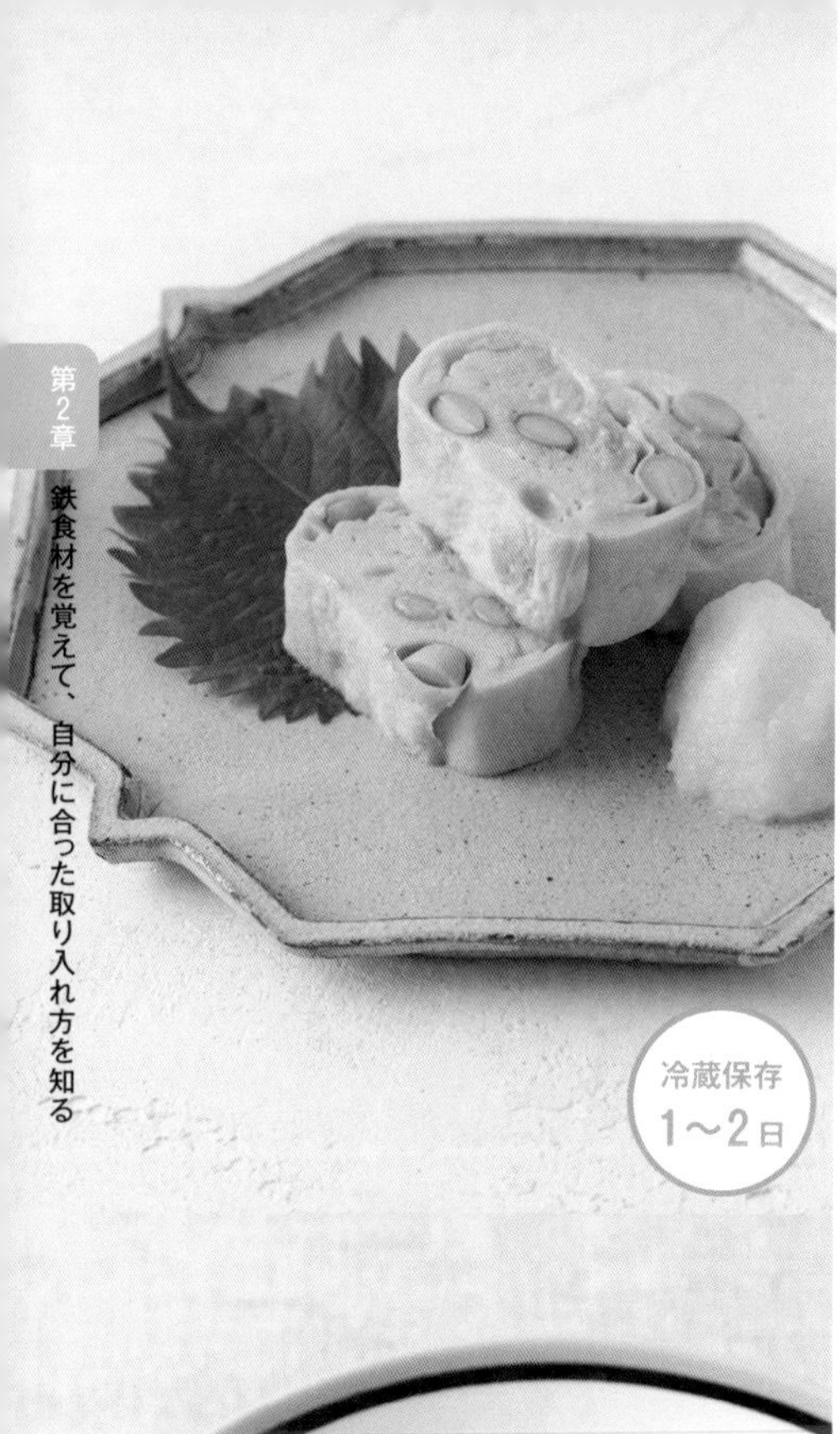

朝ごはんのお供にピッタリ！
お弁当にもおすすめ

枝豆とツナのボリューム卵焼き

鉄量（1人当たり）：**1.4mg**

材料（2人分）

卵…2個　ツナ（水煮）…1/2缶　冷凍枝豆…30g
塩こしょう…少々　油…小さじ1

作り方

1 冷凍枝豆は解凍してさやから出す。
2 卵をボウルに割り入れて、溶きほぐす。1、汁をきったツナ、塩こしょうを加えて混ぜる。
3 フライパンに油をひき中火で温めたら、2を1/3程度流し込む。周りが固まってきたら、手前に巻く。再度2を流し込み、火が通ったら手前に巻く。2がなくなるまで繰り返す。

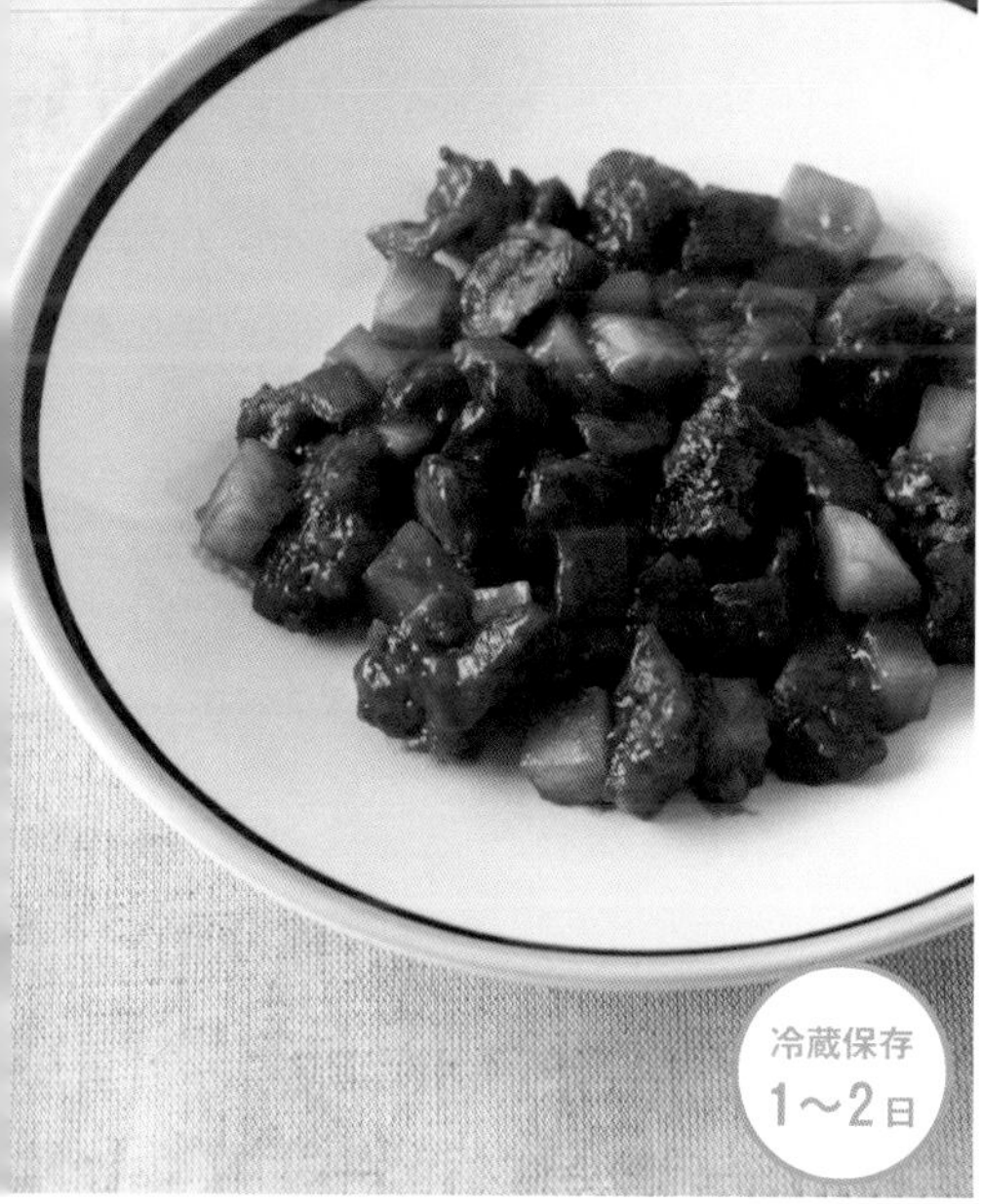

レバー特有の臭みが消え、
甘酢のような味で食べやすい

フレッシュなレバーケチャップ炒め

鉄量（1人当たり）：**7.5mg**

材料（2人分）

鶏レバー…160g　牛乳…50ml
じゃがいも…1個（140g）　ピーマン…1個（30g）
油…大さじ1　片栗粉…大さじ1
★ケチャップ…大さじ4　★醤油…大さじ1
★きび砂糖（または砂糖）…大さじ1
★みりん…大さじ1　★水…大さじ4

作り方

1 ピーマンはヘタと種をとり1cm角に切る。じゃがいもは皮をむいて1cm角の角切りにし、耐熱容器に入れてラップをして電子レンジ（600W2分30秒）にかける。
2 レバーは一口大に切り、牛乳に15分程浸す。水気を切り、片栗粉をまぶす。
3 フライパンに油をひき、2を中火で焼く。しっかり焼いたら1を加えてさっと炒める。
4 ★の調味料を合わせ加える。水気がなくなるまで炒め合わせ、煮絡める。

毎日少しずつ鉄のちょい足しにおすすめ!

副菜のおかず

春菊の苦味と酸味もあってクセになる味!

春菊の黒ごまナムル

鉄量(1人当たり):**1.0mg**

材料(2人分)

春菊…1/2束(80g)
もやし…1/4袋(40g)
にんじん…15g
★すり黒ごま…小さじ1
★醤油…小さじ1
★塩…少々
★ごま油…小さじ1

作り方

1 にんじんは千切りにする。
2 ★の調味料を混ぜ合わせる。
3 沸騰した湯で、春菊を1分茹でて取り出す。同じ湯でにんじんを茹でる。4分経ったら、もやしを入れ1分茹でる。
4 春菊は水にさらし、水気を絞って3～4cm幅に切る。にんじん、もやしと一緒に2と和える。

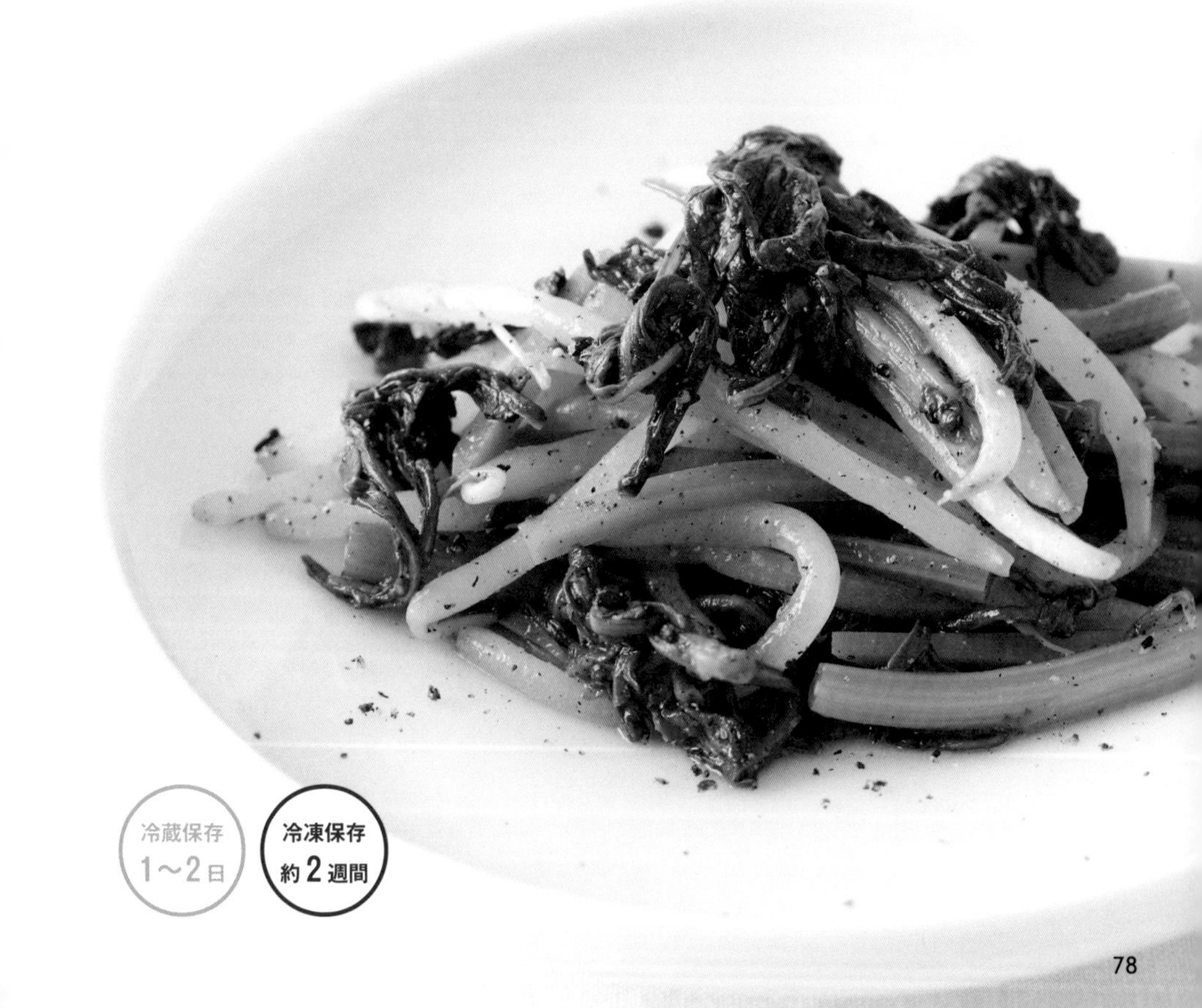

冷蔵保存 1～2日

冷凍保存 約2週間

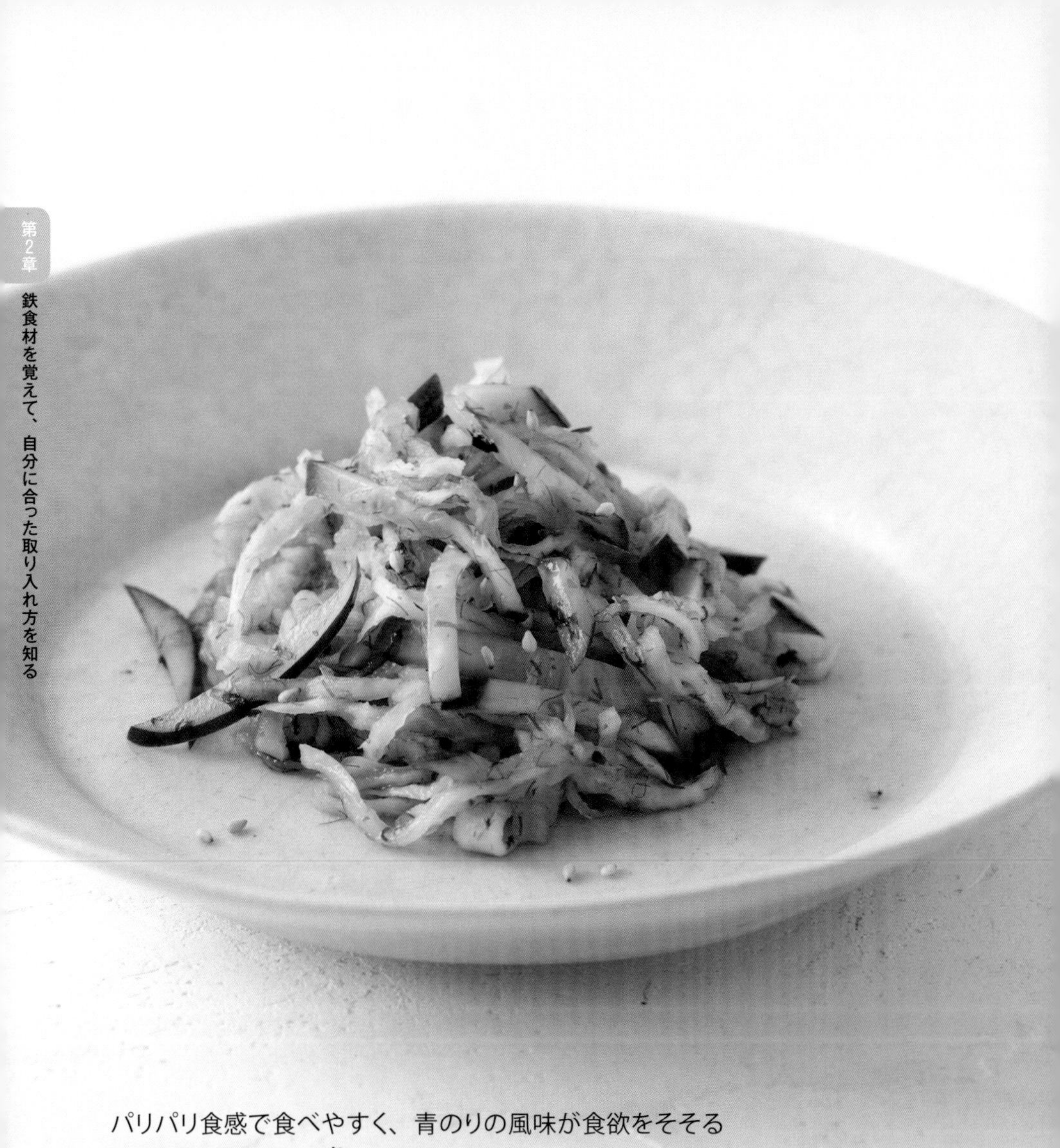

パリパリ食感で食べやすく、青のりの風味が食欲をそそる

切干大根の青のりサラダ

鉄量（1人当たり）：**0.8mg**

材料（2人分）

切干大根…15g
きゅうり…1/3本（20g）
★ぽん酢…大さじ1
★青のり…小さじ1
お好みで白ごま…適量

作り方

1 切干大根をよく洗い、絞る。2～3回繰り返す。
2 きゅうりは斜め薄切りにしてから千切りにする。
3 切干大根ときゅうりを合わせ、★と和える。お好みで白ごまをふる。

冷蔵保存 1～2日

甘塩っぱくて箸がどんどん進む美味しさ

厚揚げと豆苗のきんぴら

鉄量（1人当たり）：**1.7mg**

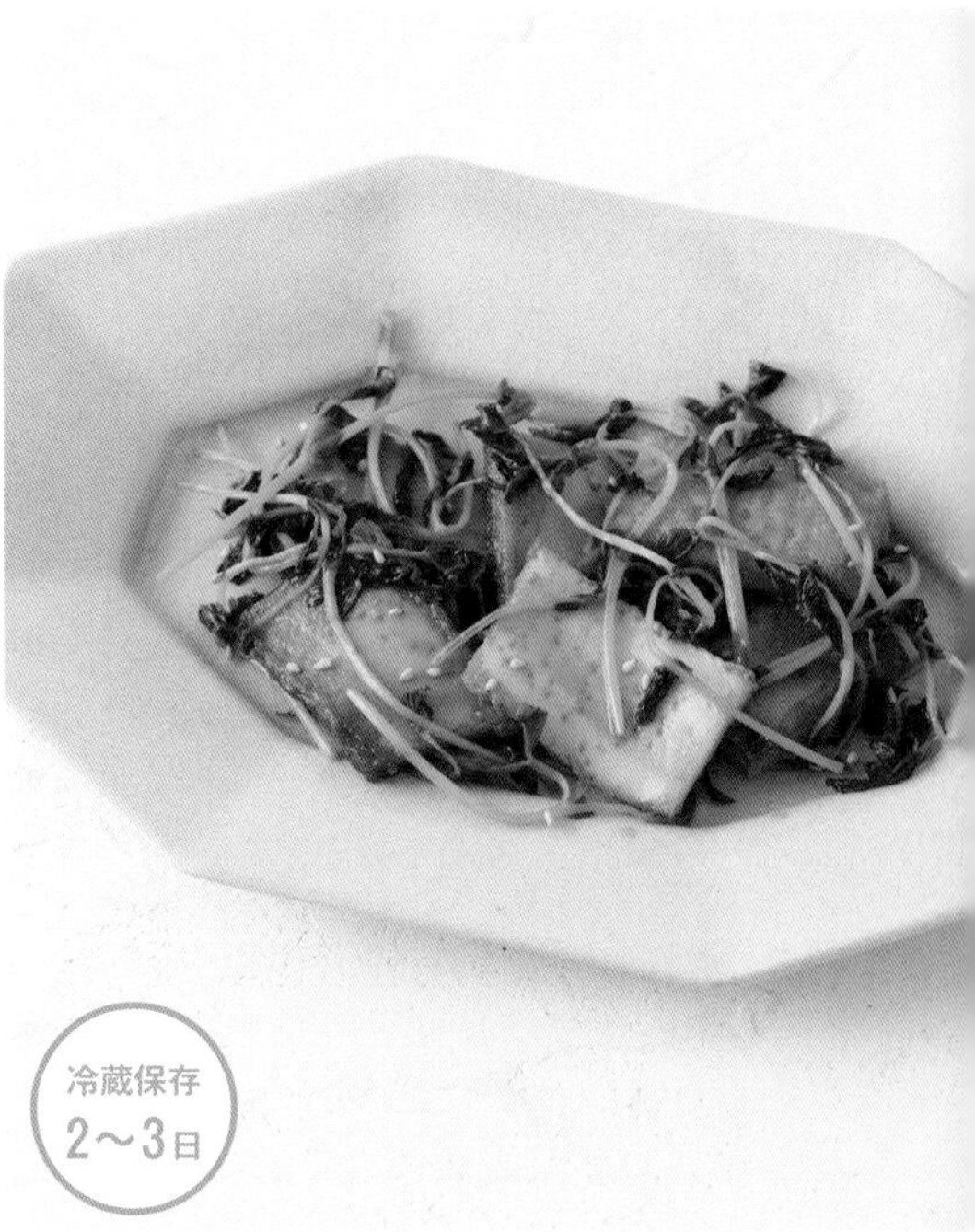

材料（2人分）

厚揚げ…2/3丁（100g）　豆苗…1/2袋（40g）
★醤油…大さじ1　★みりん…大さじ1
★酒…大さじ1　白ごま…適量
ごま油…小さじ1

作り方

1 厚揚げは湯通しし、油抜きする。その後、短冊切りにする。豆苗は根を切り落とし、食べやすい長さに切る。
2 フライパンにごま油をひき、厚揚げを中火で焼く。軽く焼き色がついたら、豆苗と★の調味料を加え炒め合わせる。
3 器に盛り、白ごまをふる。

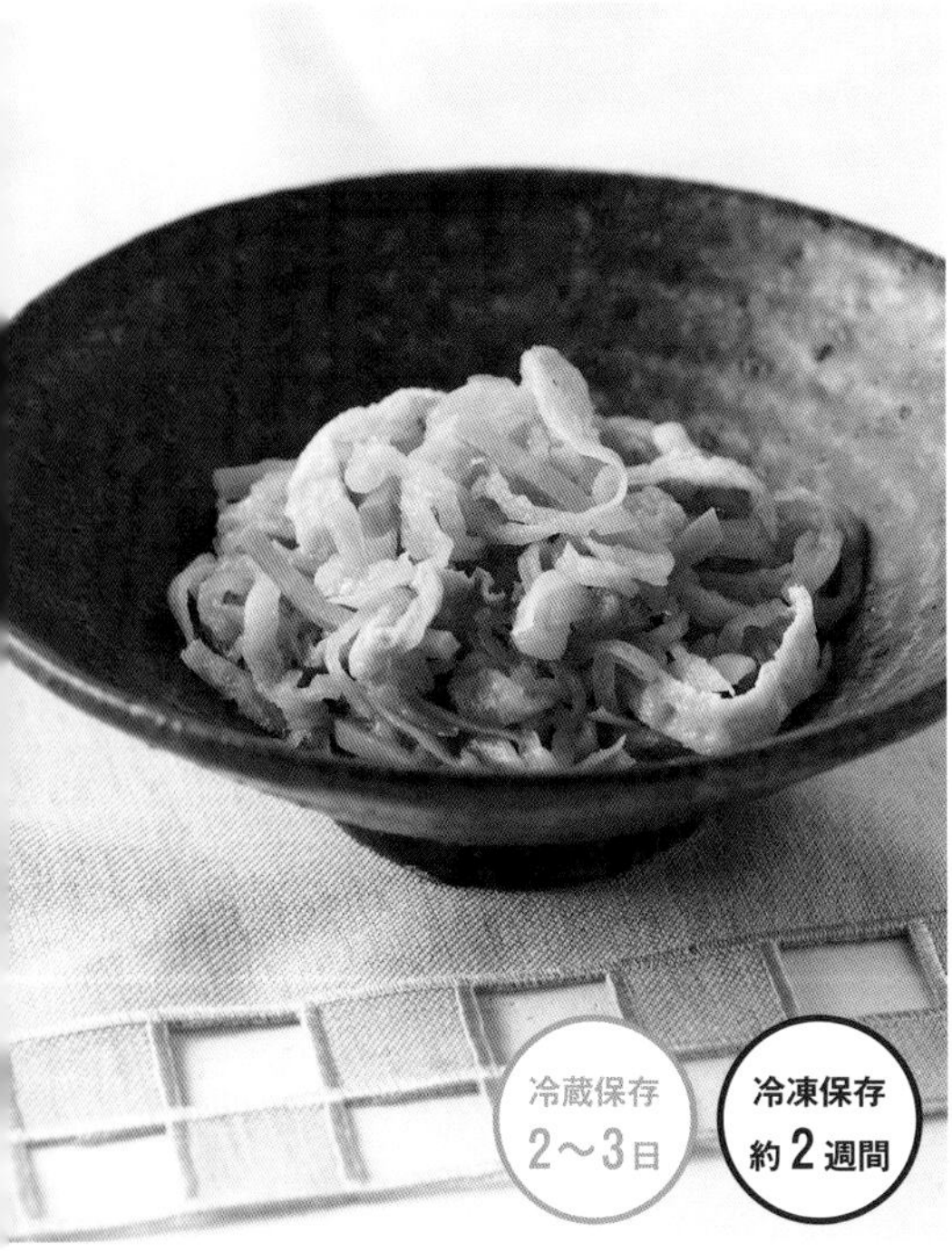

口の中でジュワッと広がる
煮汁がやさしい味

戻さない切干大根の煮物

鉄量（1人当たり）：**0.5mg**

材料（2人分）

切干大根…15g　にんじん…10g
油揚げ…1/2枚（10g）　★だし汁…300ml
★醤油…大さじ1　★みりん…大さじ1
★きび砂糖（または砂糖）…小さじ1

作り方

1 切干大根はよく洗い、絞る。2～3回繰り返す。
2 にんじんは千切りにする。油揚げは湯通しし、短冊切りにする。
3 鍋に★と1、2を加えて中火にかける。沸騰したら弱火にし、汁気がなくなるまで煮る（15分程度）。

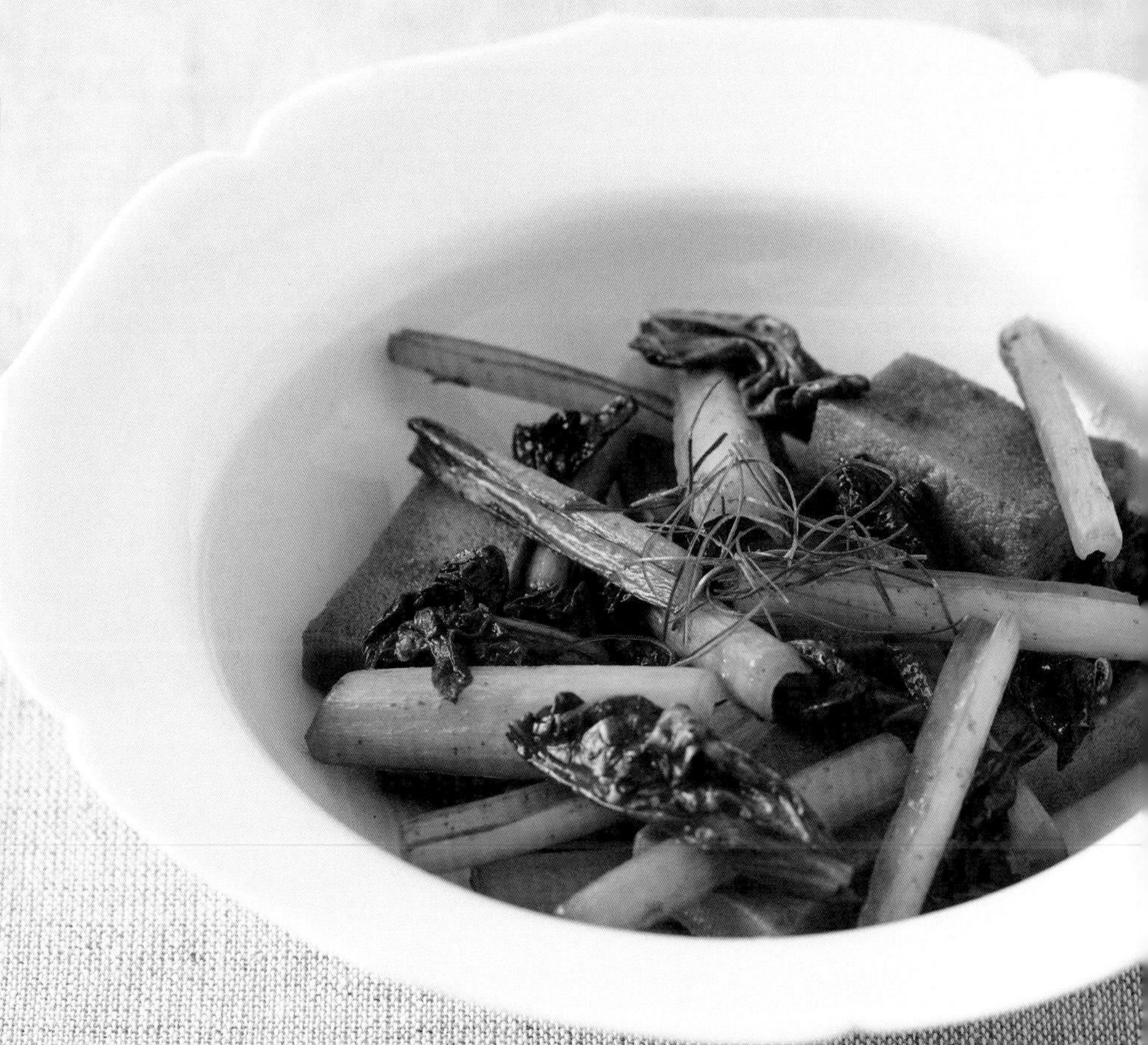

辛味強めで高野豆腐の食感が苦手な人も食べやすい

小松菜と高野豆腐のピリ辛炒め

鉄量（1人当たり）：**2.7mg**

材料（2人分）

小松菜…2/3束（140g）
高野豆腐（乾燥状態）…1枚（20g）
ごま油…小さじ1
★醤油…小さじ2
★きび砂糖（または砂糖）…小さじ2
★コチュジャン…小さじ1
★酒…小さじ1
★豆板醤…小さじ1/2
お好みで糸とうがらし…適量

作り方

1 小松菜は3cm幅に切る。高野豆腐は水でもどし固く絞って短冊切りにする。
2 フライパンにごま油を熱し、1を炒める。
3 ★の調味料を合わせ、2に加える。汁気がなくなるまで炒める。器に盛り付け、お好みで糸とうがらしをのせる。

冷蔵保存 1〜2日

冷凍保存 約2週間

時間のないときや手軽に食べたいときの鉄補給に

ごはん・パン・パスタ

豆乳なのでサラッと軽い口当たりながら、あさりの旨味でふくよかな味

あさりとほうれん草のペンネ

鉄量（1人当たり）：**17.7mg**

材料（2人分）

ペンネ…100g
あさり缶（冷凍でも可）…100g
ほうれん草…1/3束（60g）
玉ねぎ…1/2個（100g）
米粉（小麦粉でも可）…大さじ2
バター…10g
豆乳…200ml
塩…ふたつまみ程度

作り方

1 玉ねぎは薄切りにする。ほうれん草は茹でて水にさらす。固く絞ったら3～4cm幅に切る。
2 鍋に湯を沸かし、塩（分量外）を加え、ペンネを茹で始める。
3 フライパンにバターを溶かし、玉ねぎを炒める。米粉を加えさらに炒め、まとまってきたら、豆乳を少しずつ加え手早く混ぜる。
4 3にほうれん草とあさり缶を汁ごと加え、混ぜる。塩で味を整える。
茹で上がったペンネにソースを絡める。

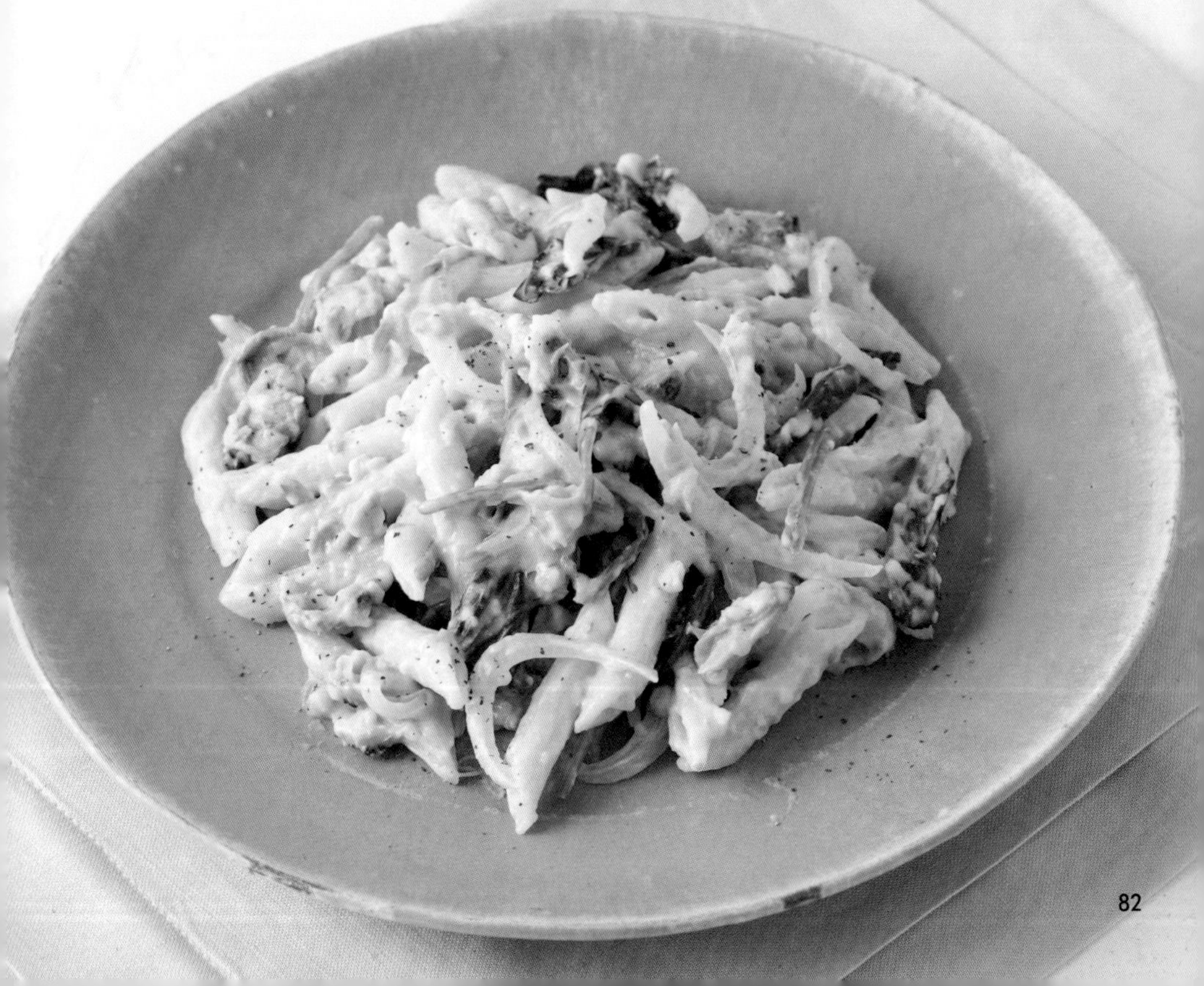

牛肉＋高野豆腐、さらに
ライ麦パンにするとより鉄リッチに！

一度にたくさんつくっておくと便利！

牛肉ミートソースでピザトースト

鉄量（1人当たり）：2.9mg

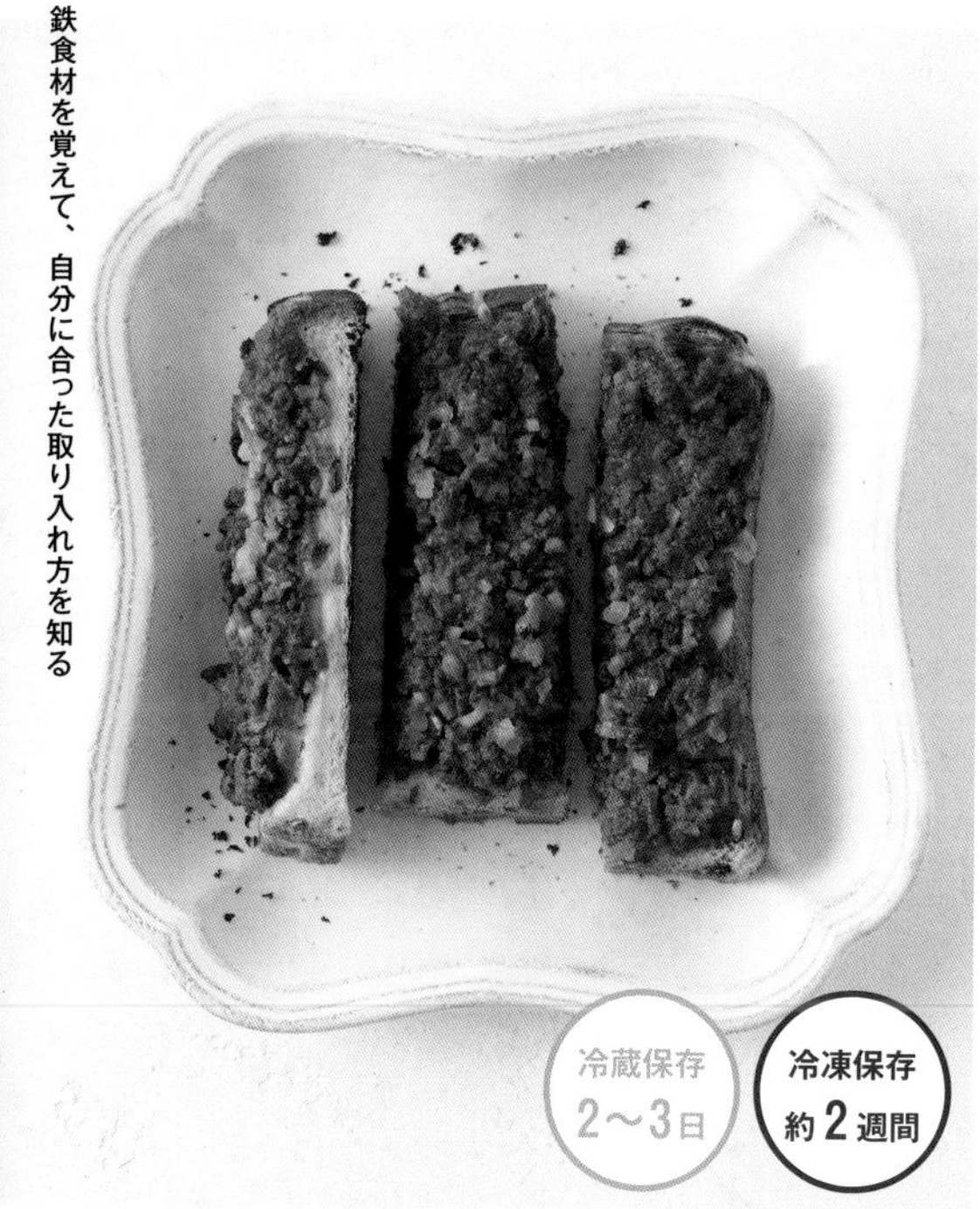

材料（つくりやすい分量）

牛ひき肉…200g　玉ねぎ…1/2個（100g）
にんじん…1/2本（80g）トマト缶…1缶（400g）
高野豆腐パウダー…20g（高野豆腐をすりおろしてもOK）
にんにく…2片　油…小さじ1
★塩…小さじ1/2　★こしょう…少々
★きび砂糖（または砂糖）…小さじ3
★醤油…小さじ3

作り方

1 玉ねぎ、にんじん、にんにくはみじん切りにする。
2 フライパンに油とにんにくを入れて中火にかけ、香りを出す。1、牛ひき肉を加えて炒め色が変わってきたら、トマト缶、高野豆腐パウダー、★の調味料を加え汁気がなくなるまで煮る。

〈ピザトースト（2枚分）〉

ミートソース…できあがりの約1/3〜1/2量　ライ麦パン…2枚　ピーマン…2/3個（20g）　ピザ用チーズ…20g

作り方

ピーマンは種をとって、輪切りにする。パンの上にチーズをのせてから、ピーマン、ミートソースの順にのせる。トースターで3〜4分焼き、焼き色をつける。

Arrange!

ミートソースを使ってドリアに簡単アレンジ

牛肉ミートソースドリア

鉄量（1人当たり）：2.2mg

材料（2人分）

ごはん…240g
ミートソース…できあがりの約1/3〜1/2量
ピザ用チーズ…40g

作り方

1 耐熱容器に入れたごはんの上に温めたミートソース、ピザ用チーズをのせる。
2 250℃に予熱したオーブンで5〜10分、焼き色がつくまで焼く。

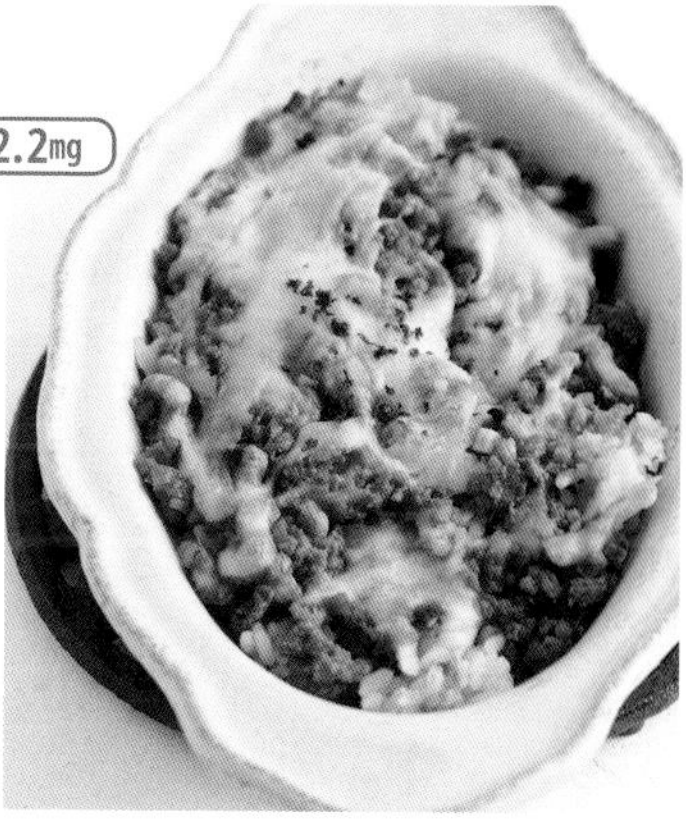

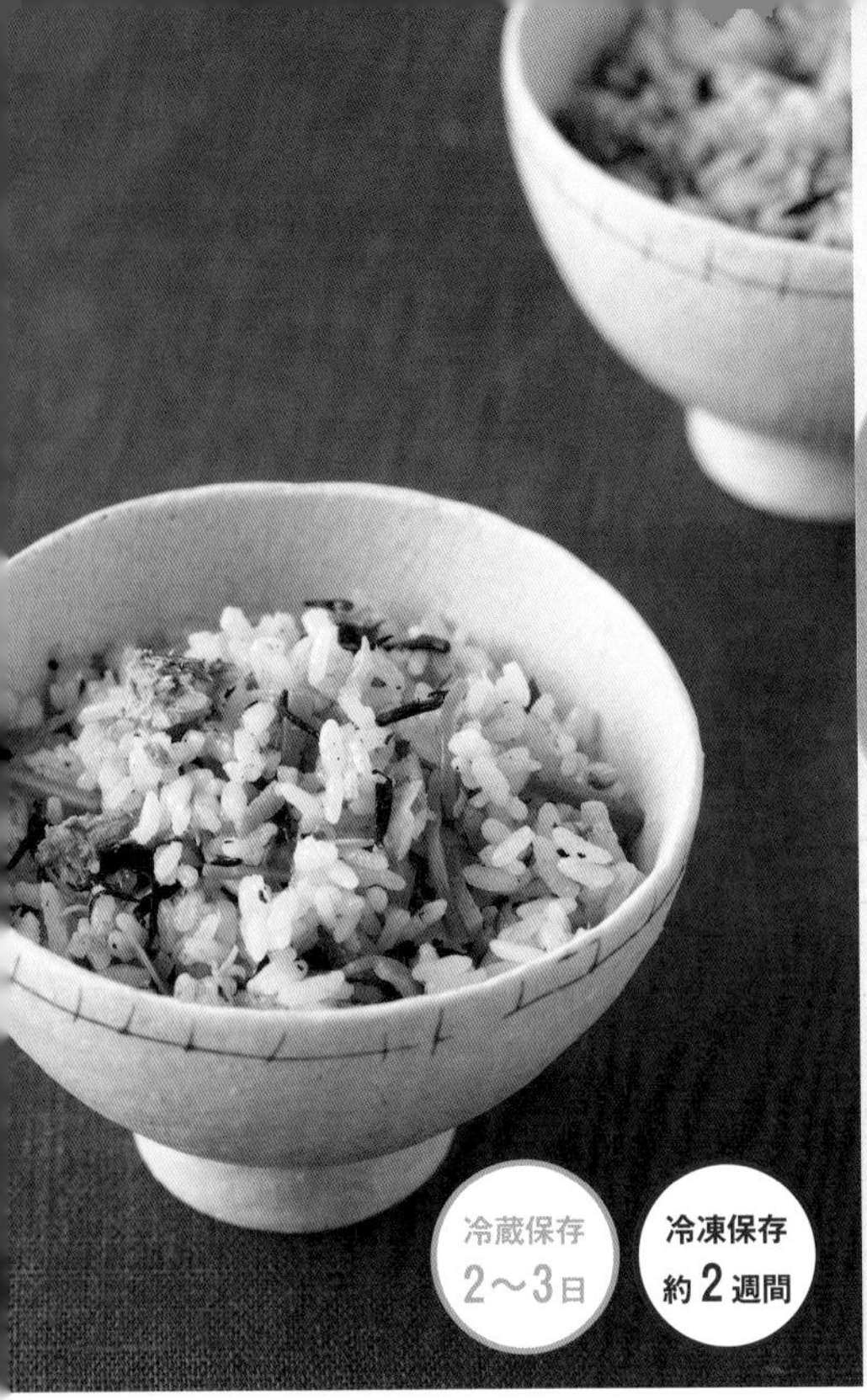

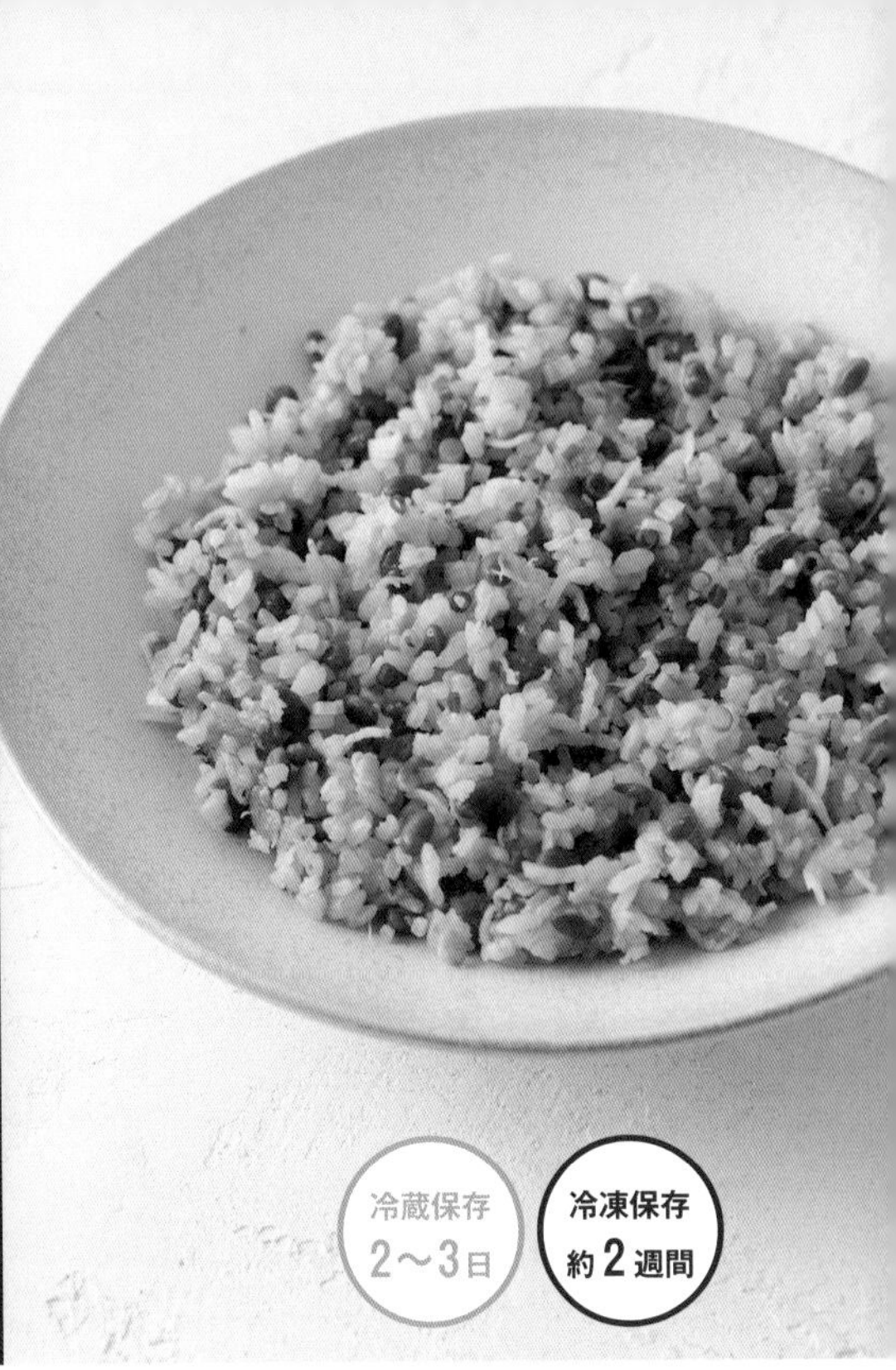

サバ缶を汁ごと活用できて、簡単美味しい!

サバとひじきの炊き込みごはん

鉄量（1人当たり）：**1.1mg**

材料（茶碗約4～5杯分）

米…2合分（300g）　サバ缶（水煮）…1缶（200g）
乾燥ひじき…5g（水戻しのひじき缶の場合40g）
にんじん…2/3本（100g）　しょうが…20g
だし汁…約300ml　醤油…大さじ2
酒…大さじ2

作り方

1 にんじんと生姜は皮をむき、細切りにする。ひじきは水（分量外）でもどし水気を切る。
2 洗った米を炊飯器に入れ、だし汁、醤油、酒を加え全体を混ぜる。だし汁が足りない場合は足し、2合の線に合わせる。サバ缶を汁ごと、1を上にのせ、炊飯する。
3 炊き上がったら、全体を混ぜる。

しらす、卵、納豆と
たんぱく質リッチで食べ応えあり!

納豆の和風チャーハン

鉄量（1人当たり）：**2.2mg**

材料（2人分）

ごはん…300g　納豆…2パック
長ねぎ…1/2本（50g）　しらす…15g　卵…1個
ごま油…適量
★おろししょうが…1g　★醤油…大さじ1
★鶏がらスープの素…小さじ1
お好みで小ねぎ…適量

作り方

1 長ねぎはみじん切りにする。
2 ★の調味料を混ぜ合わせる。
3 フライパンにごま油をひき、中火で溶き卵を軽く炒め、ごはんを加えさらに炒める。
4 納豆、長ねぎ、しらすを加え炒める。納豆の糸が切れるようになったら、2を加えてさらに炒め、お好みで小ねぎをちらす。

牛肉の旨味がしっかりしていて美味しさアップ！

牛ひき肉のカレーピラフ

鉄量（1人当たり）：1.5mg

材料（2人分）

ごはん…300g（茶碗2杯分）
牛ひき肉…100g　玉ねぎ…1/4個（50g）
コーン…20g　にんじん…1/8本（20g）
ピーマン…1/2個（20g）
油…小さじ2
★塩…小さじ1/2
★カレー粉…小さじ2
★醤油…小さじ1　★こしょう…少々

作り方

1 玉ねぎ、にんじん、ピーマンは0.5～1cm角に切る。
2 フライパンに油をひき、1とコーンを炒める。全体に油が馴染んだら牛ひき肉を加え、色が変わるまで炒める。
3 ごはんを加えて、炒め混ぜる。★で味を整える。

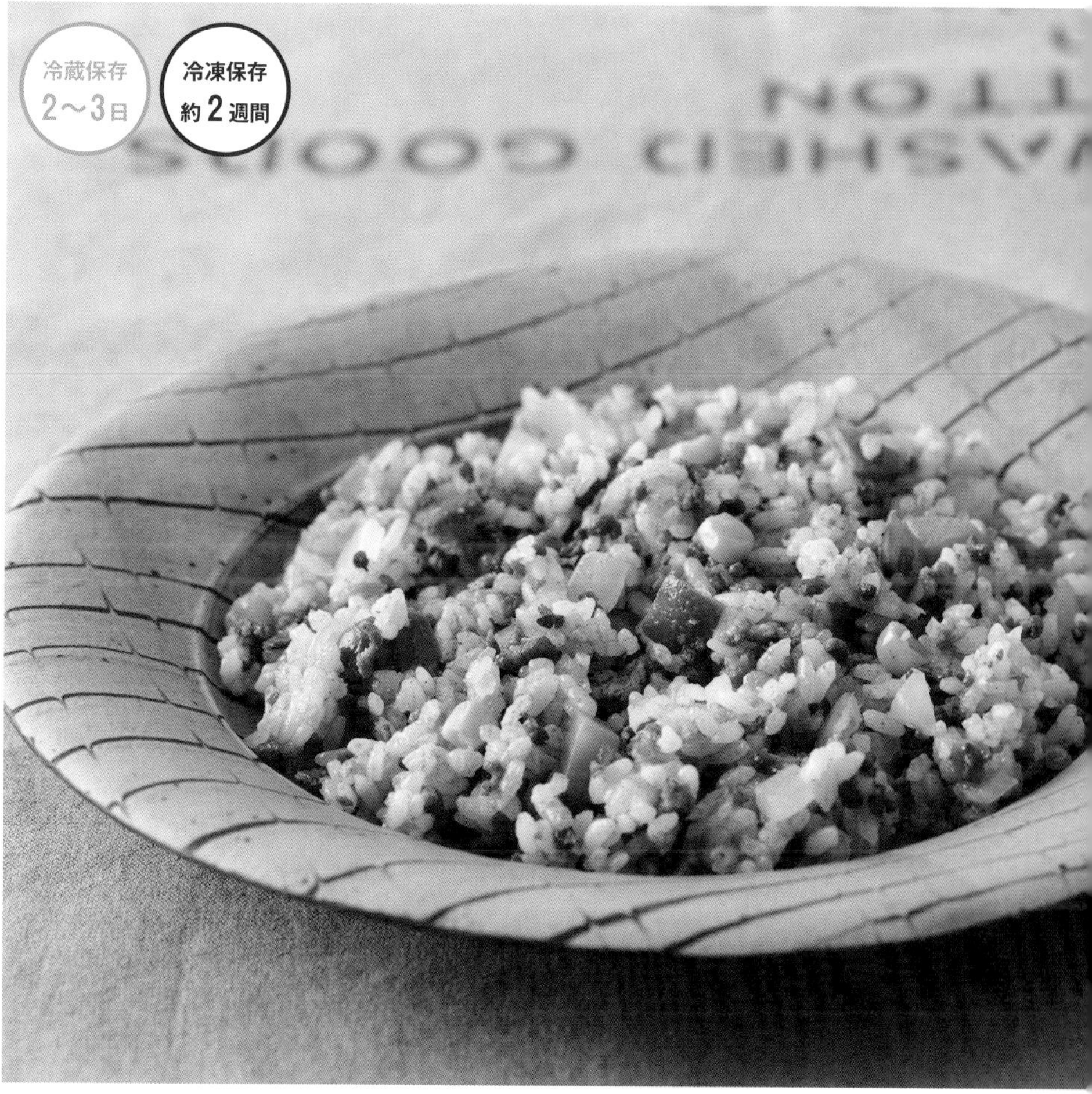

食事のお供に添えて鉄量アップ！

スープ

あさりの旨味が効いている味わい深いスープ

あさりのミネストローネ

鉄量（1人当たり）：6.6mg

材料（2人分）

あさり缶（冷凍でも可）…40g
カットトマト缶…1/4缶（100g）
玉ねぎ…1/4個（50g）
にんじん…1/8本（25g）
じゃがいも…1/3個（40g）
キャベツ…1/2枚（20g）
にんにく…1片
オリーブオイル…適量
水…100ml
★醤油…小さじ1/2
★塩…ひとつまみ

作り方

1 玉ねぎ、にんじん、じゃがいも、キャベツを1cm角に切る。にんにくはみじん切りにする。
2 鍋にオリーブオイルをひき、中火にかけにんにくを炒める。香りが出てきたら1を入れ炒める。
3 2に水、カットトマト缶、あさり缶を汁ごと加え弱火で煮込む（10分）。最後に★で味を整える。

冷蔵保存
2〜3日

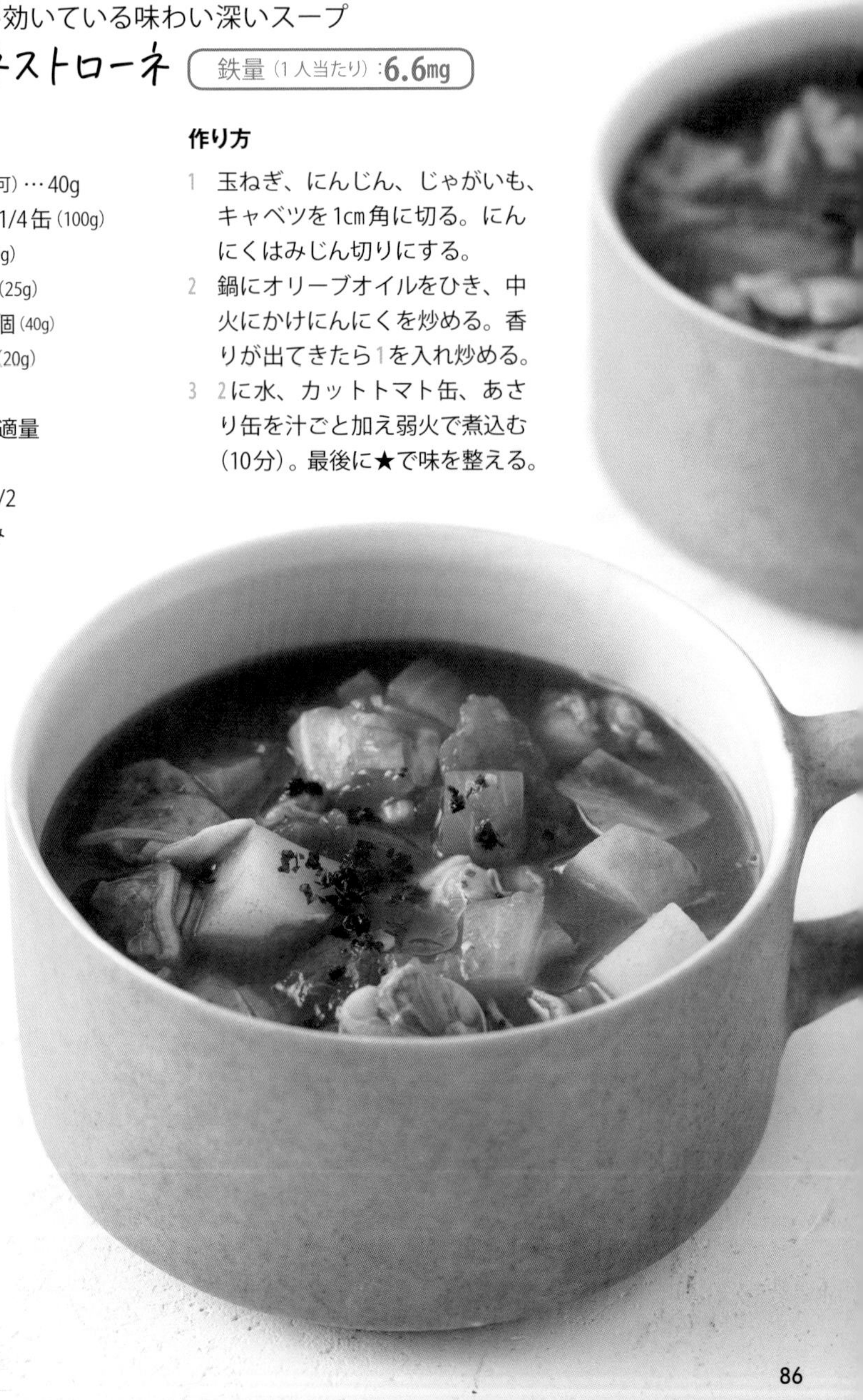

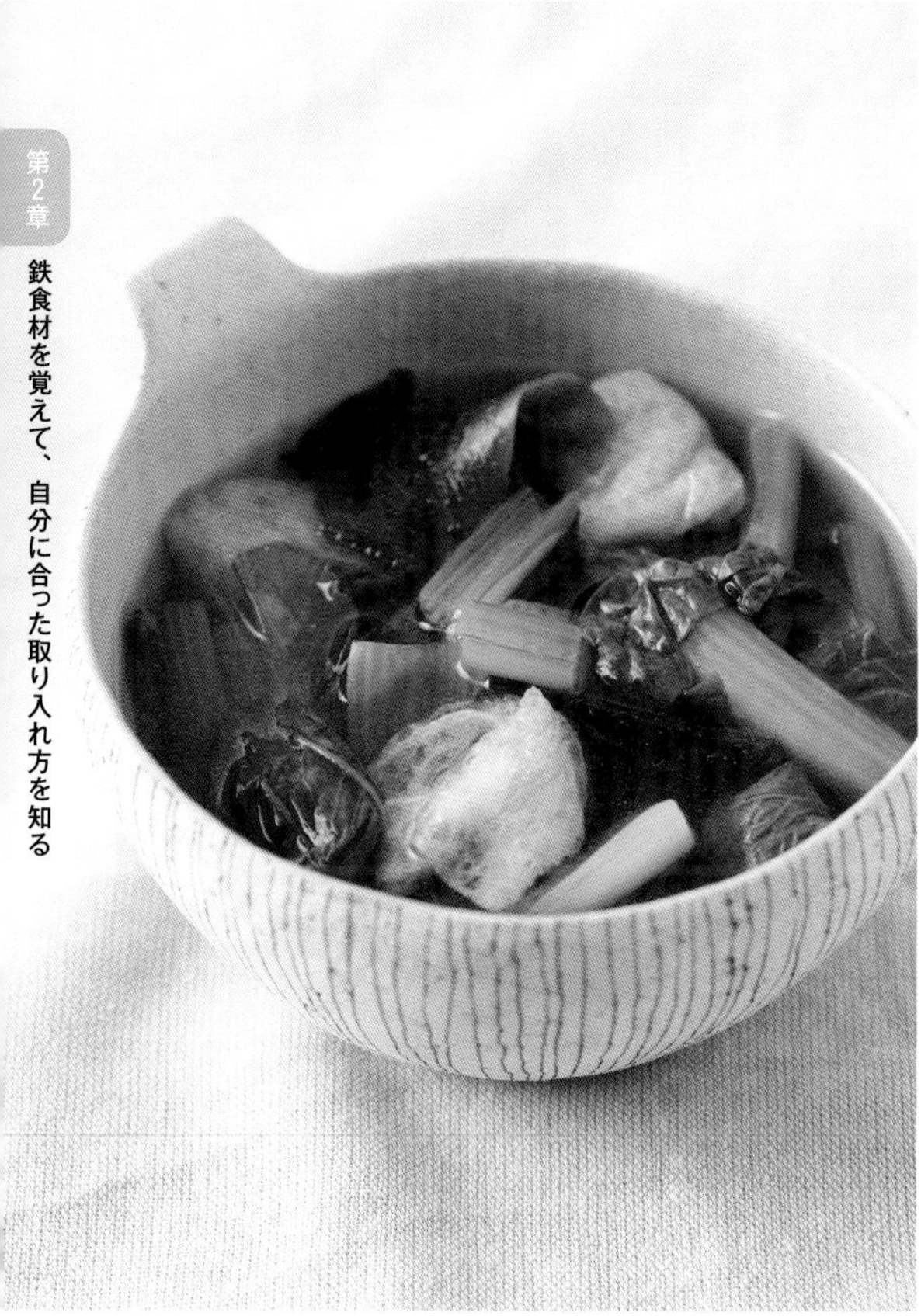

小松菜のシャキッと感とだしを
吸ったお揚げのジュワッと感が絶妙

小松菜と油揚げのスープ

鉄量（1人当たり）：**1.8mg**

材料（2人分）

小松菜…1/3束（80g）　乾燥わかめ…2g
油揚げ…2枚（40g）　だし汁…400ml
★醤油…小さじ2
★みりん…小さじ2

作り方

1 小松菜は3cm幅に切る。油揚げは1～2cm角に切る。
2 鍋にだし汁を入れ、中火にかけ沸騰させる。沸騰したら、1とわかめを入れる。
3 再度沸騰したら、★を加え味を整える。

冷蔵保存
1日

Arrange!

あさりのミネストローネで簡単アレンジ

あさりのトマトリゾット

鉄量（1人当たり）：**6.7mg**

材料（2人分）

ごはん…180g　ミネストローネ…2人分
塩こしょう…少々

作り方

1 鍋にミネストローネ、ごはんを入れ、温める（水分が足りないときは足す）。
2 塩こしょうで味を整える。

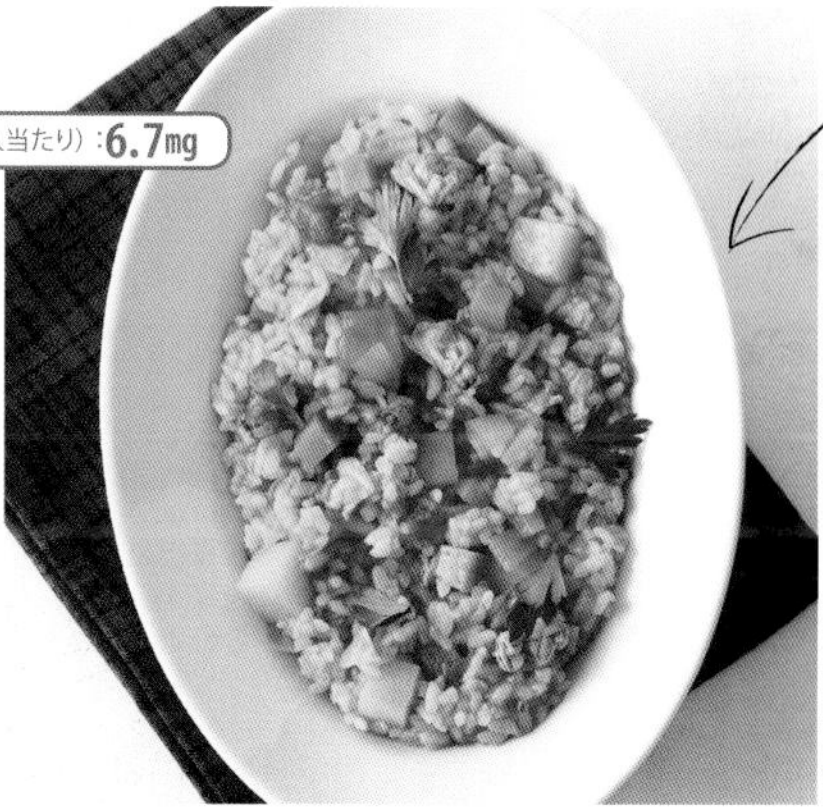

忙しい朝や食欲のないときにも
おすすめのやさしい味わい

厚揚げのとろみスープ

鉄量（1人当たり）：**1.8mg**

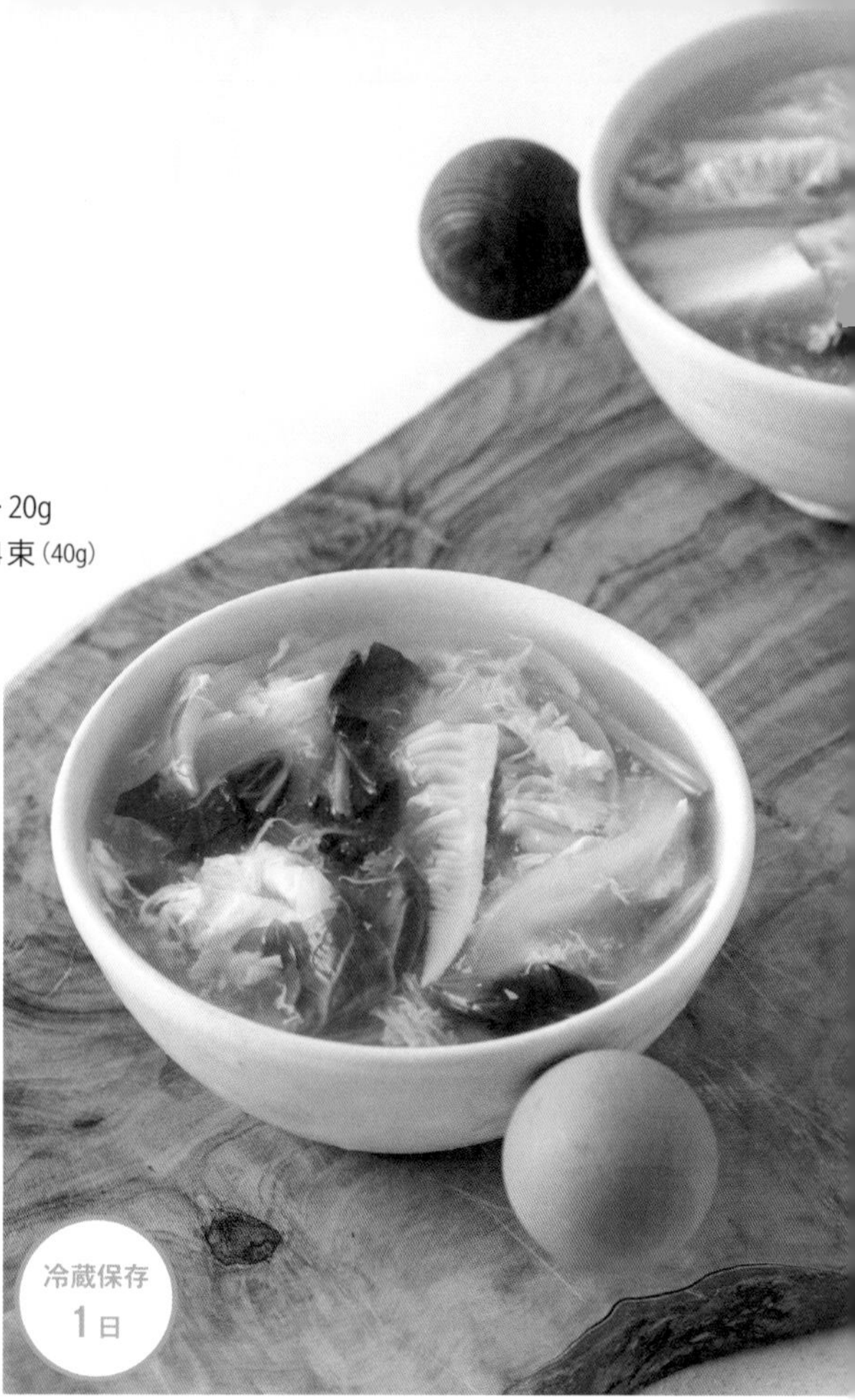

冷蔵保存
1日

材料（2人分）

厚揚げ…1/3丁（60g）　たけのこ（水煮）…20g
玉ねぎ…1/4個（50g）　ほうれん草…1/4束（40g）
卵…1個　水…400ml
★醤油…小さじ1
★鶏がらスープの素…大さじ1/2
片栗粉…2g

作り方

1 厚揚げを一口大の短冊切りにする。たけのこは細切り、玉ねぎは薄切り、ほうれん草は3～4cm幅に切る。
2 鍋に水を入れ中火にかけ、沸騰したら1を加える。食材に火が通ったら、★で味を整える。
3 片栗粉を水（小さじ2）で溶かし、2に加えとろみをつける。最後に卵を溶いて流し入れる。

Arrange!

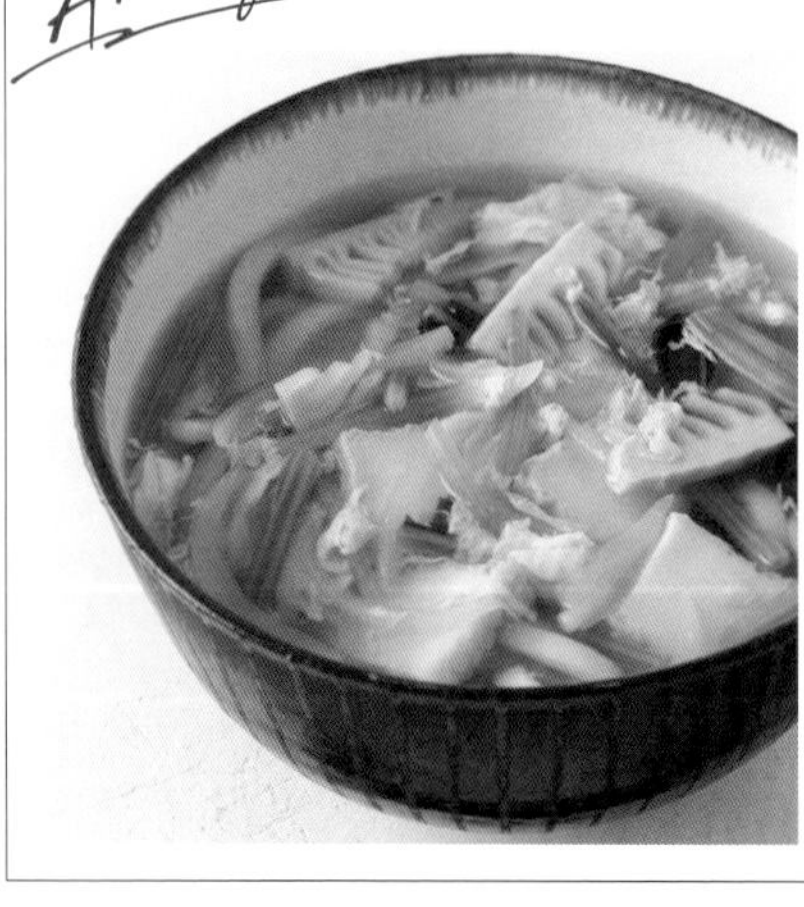

厚揚げのとろみスープで簡単アレンジ

とろみうどん

鉄量（1人当たり）：**2.2mg**

材料（2人分）

とろみスープ…2人分　冷凍うどん…2玉
水…200ml　塩…適量

作り方

1 鍋にスープと水を入れて温める。
2 うどんを加え、指定の時間で煮て柔らかくなったら、塩で味を整える。

おやつや甘いものを食べたい
ときにも鉄が摂れる!

鉄リッチスイーツ

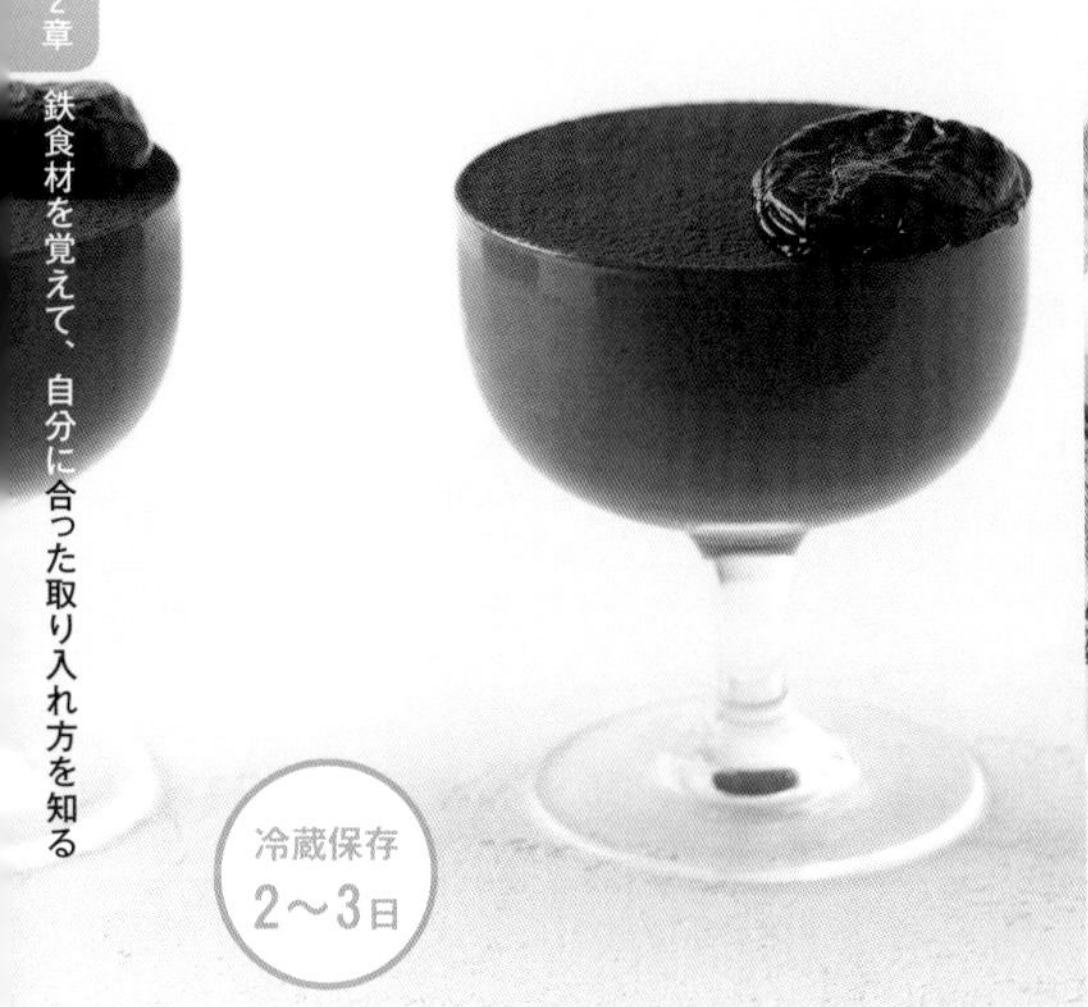

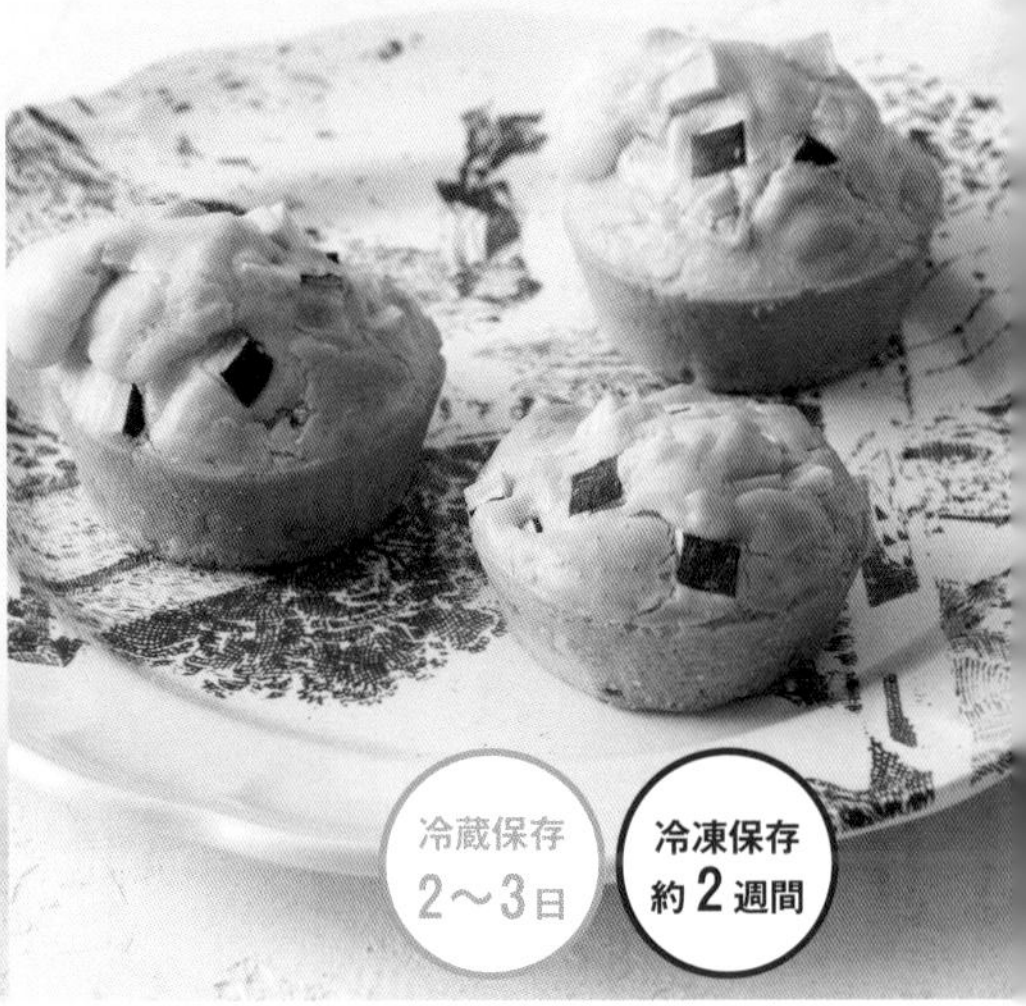

ココア×プルーンの濃厚なハーモニーは満足度高し!

プルーンのココアムース

鉄量(1人当たり):**1.9mg**

材料(2人分)

豆乳…200ml　ピュアココアパウダー…6g
★きび砂糖(または砂糖)…15g
★粉ゼラチン…4g
プルーン(乾燥)…4粒

作り方

1 小鍋に豆乳を入れ弱火で温め、沸騰する前に火を止める。★を加えて溶かす。
2 1が温かいうちにココアパウダーに少しずつ加え混ぜ、ココアを溶かす。
3 粗熱がとれたら、プルーンと一緒にミキサー(またはブレンダー)にかけ均一になるまで混ぜる。
4 カップに3を流し入れ冷蔵庫で2〜3時間冷やし固める。
5 飾りにプルーン(分量外)をのせる。

さつまいもの甘味が全面に出た素朴な味わい

豆乳とさつまいものカップケーキ

鉄量(1人当たり):**0.8mg**

材料(約4〜5個分)

米粉(薄力粉でも可)…60g
ベーキングパウダー…3g　片栗粉…3g
きび砂糖(または砂糖)…10g
さつまいも…1/4本(60g)　豆乳…30ml
卵…1個　オリーブオイル…小さじ1

作り方

1 米粉、ベーキングパウダー、片栗粉はふるい合わせておく。
2 さつまいもは1cm大の角切りにし、下茹でする(5分程度)。
3 ボウルに卵、きび砂糖を加えもったりするまで泡立て器でしっかり混ぜる。さらに豆乳、オリーブオイルを加え、よく混ぜる。
4 ゴムベラで3に1を加えてさっくり混ぜ2を加えよく混ぜたら、直径55mmの耐熱カップに流し入れる。180度に予熱したオーブンで20分焼く。

いつもの食事に鉄を〝ちょい足し〟する方法

簡単便利!

外食時の参考にも!

朝ごはんに足すには…

〝ちょい足し〟&チェンジ食材

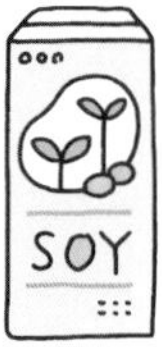

豆乳

鉄量:2.4mg

そのまま飲むもよし、料理に使うもよし。

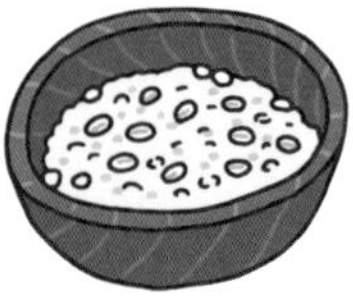

オートミール

鉄量:1.2mg

パンやごはん代わりにおすすめ。

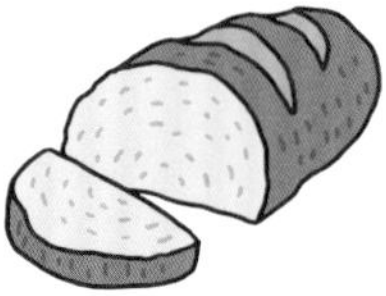

ライ麦パン

鉄量:0.8mg

白い食パンから替えるだけで鉄量アップ。

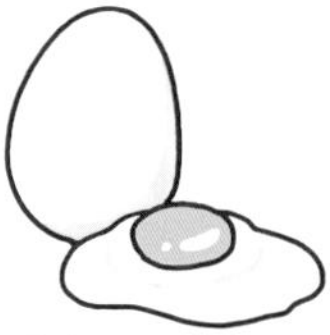

鶏卵

鉄量:0.9mg

ゆで卵、目玉焼き、厚焼き卵、溶き卵のスープなど１品プラス。

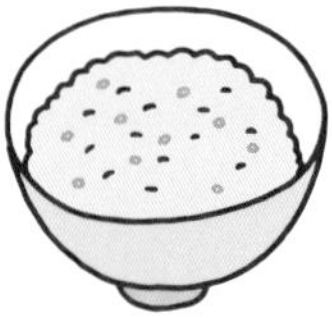

玄米

鉄量:0.9mg

白米から替えるだけで鉄量がアップ。

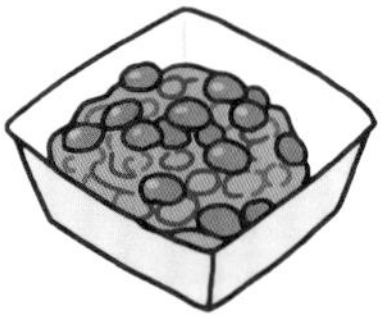

納豆

鉄量:1.5mg

ごはん派におすすめ。卵入りにするとWで鉄チャージ。

※そのほか、ツナ缶などもおすすめです。

〝ちょい足し〟市販品

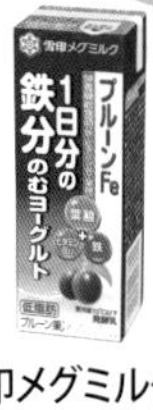

**雪印メグミルク
プルーン Fe
１日分の鉄分
のむヨーグルト 190g**
124円

鉄量:6.8mg

時間のないときでも手軽に摂れて重宝。

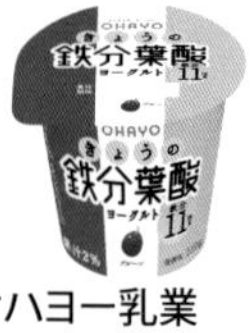

**オハヨー乳業
きょうの鉄分
葉酸ヨーグルト
110g**
113円

鉄量:11.0mg

１個プラスするだけで１日分の推奨量に。

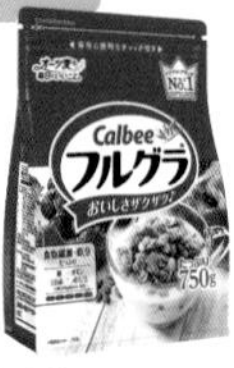

**カルビー
フルグラ
750g**
オープン価格

鉄量:5.0mg（１食あたり）

鉄や食物繊維、ビタミンも摂れて便利。

※価格はすべて税込です。

ランチに足すには…

"ちょい足し"&チェンジ食材

うどん・ラーメン派

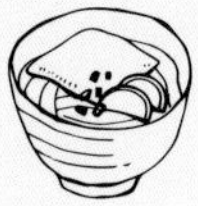

わかめうどん
ざるうどんや山菜うどんなども同様です。

Change ≫

肉うどんなど
たんぱく質などなるべく具材の種類が増えるようにプラスを。

うどん・ラーメン
鉄量が少ない小麦系麺からチェンジ。

≫

10割or7割そば
そばの鉄量はうどんやラーメンの2倍以上あります。

パスタ・パン派

レタスとハムのサンドイッチ
よくある組み合わせの具材だけれど鉄量が少ない。

Change ≫

玉子サンドイッチ＋豆乳
玉子を選び、豆乳をプラスして鉄量をアップ。そのほか、ほうれん草やローストビーフなどもおすすめ。

おにぎり派

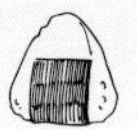

白米おにぎり
具材によっては鉄を摂れるけれど…。

Change ≫

もち麦や玄米おにぎり＋ゆで卵
もち麦や玄米に替えるだけでも効果的ですが、そこにゆで卵もプラスできるとなおよし。

"ちょい足し"市販品

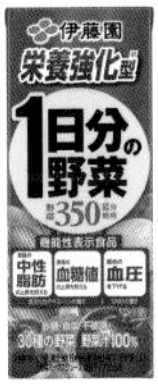

**伊藤園
栄養強化型
1日分の野菜 200ml**
141円
鉄量 2.0~3.8mg
鉄をはじめとしたミネラルやビタミンも一緒に摂取可能。

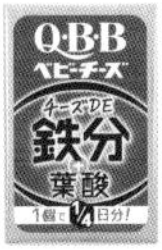

**六甲バター おいしく健康プラス
ベビーチーズ
チーズDE 鉄分 13.5g**
4個入り 128円（実勢売価）
鉄量：1.7mg（1個あたり）
鉄が添加されたチーズは1個でも着実に鉄補給に。

コンビニで買うなら…

あさり入りのクラムチャウダー

おでん（玉子、厚揚げ、牛串）

も追加すると、**鉄チャージ**ができます。

夜ごはんに足すには…

“ちょい足し”＆チェンジ食材

手作り派

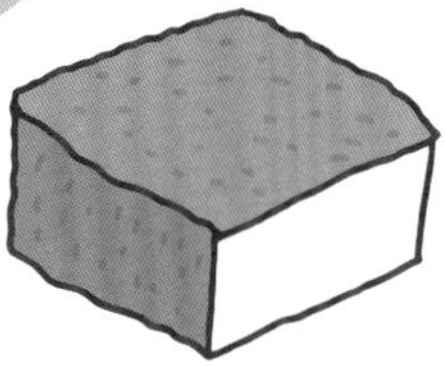

厚揚げ 鉄量：1.3mg

焼いて薬味をのせるだけでも、煮ても、きんぴら（P.80）にしてもいただける手軽な食材。

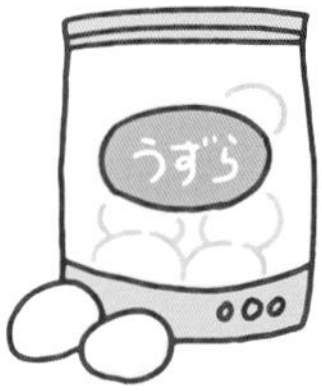

うずらの卵（水煮） 鉄量：1.3mg

サラダのトッピングやにんにく醤油に漬けておつまみにしても。

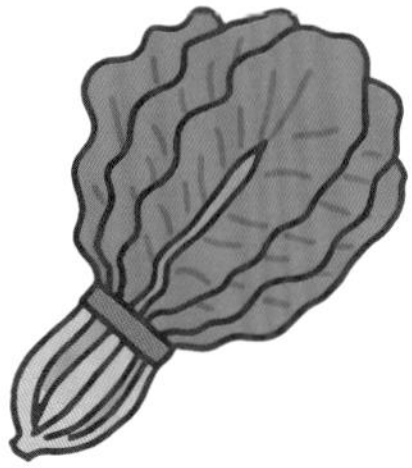

冷凍ほうれん草 鉄量：1.2mg

そのまま解凍してお浸しにしたり、味噌汁や厚焼き卵にプラスするのもありです。

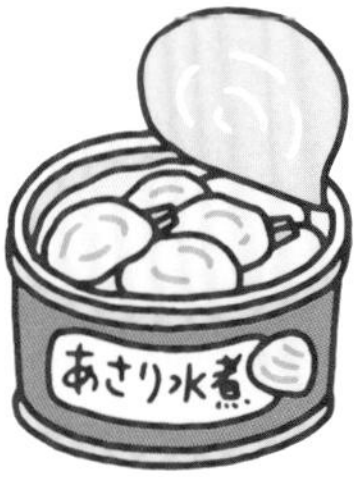

あさり水煮缶 鉄量：10.5mg

スープや炊き込みごはんなど、投入するだけでOK。しかもだしが出て旨味もアップします。

“ちょい足し”市販品

お惣菜派

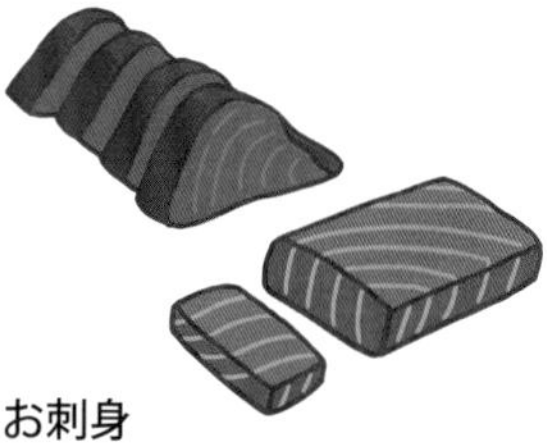

お刺身

お刺身は切って盛り付けるだけなのでとても手軽。鉄が特に多いマグロやカツオを選んでみて。

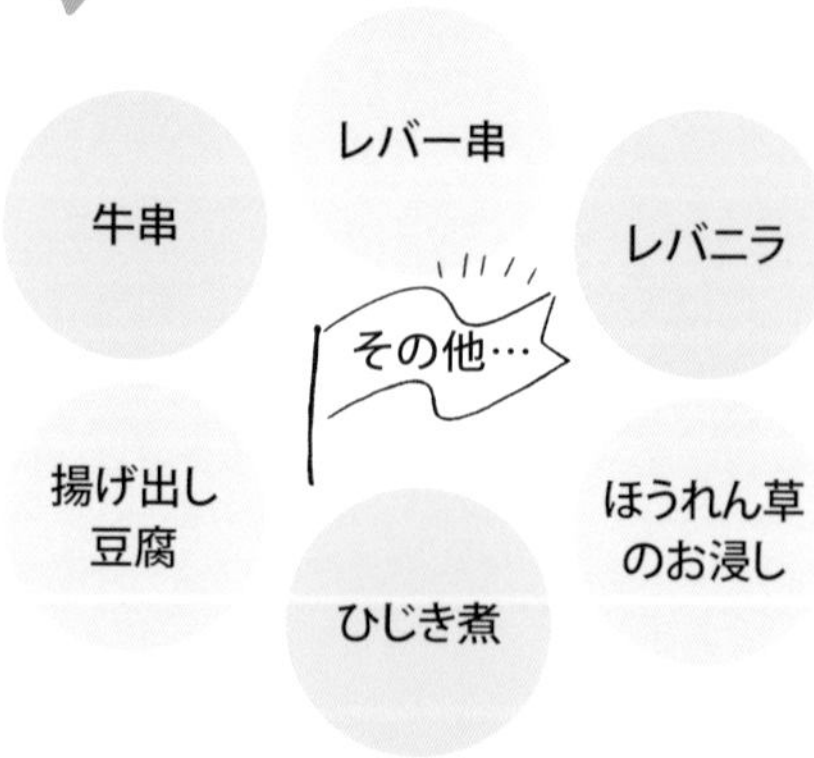

などもおすすめです。

間食に足すには…

“ちょい足し”＆チェンジ食材

手作り派

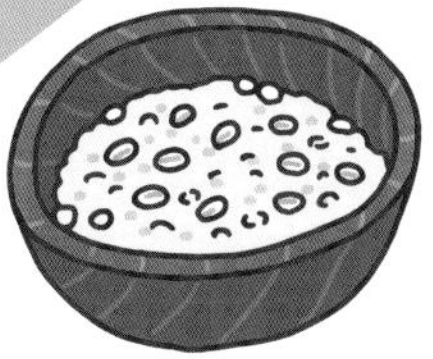

オートミール 鉄量：1.2mg

ドライフルーツやナッツ類をプラスするとさらに鉄の量がアップ！

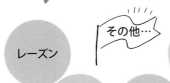

その他…

レーズン

きな粉

プルーン

ココア
パウダー

などもおすすめです。

“ちょい足し”市販品

コンビニ・スーパー派

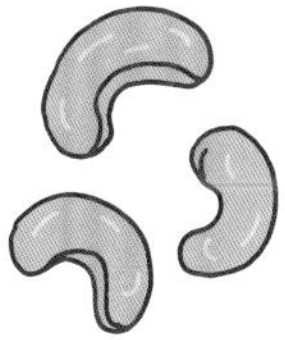

カシューナッツ 鉄量：1.4mg

おやつの時間はもちろん、小腹が空いたときにつまんで。

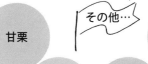

その他…

甘栗

かぼちゃの
種

プルーン

レーズン

などもおすすめです。

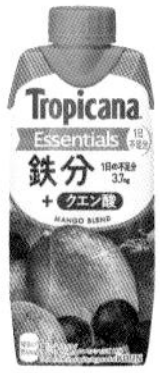

キリンビバレッジ
トロピカーナ
エッセンシャルズ
鉄分 330ml
142円

鉄量：1.4mg

女性に不足しがちな鉄と葉酸が一緒に摂取できて、重宝します。

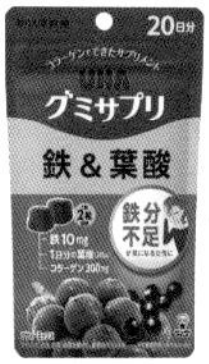

UHA
味覚糖
UHA
グミサプリ 鉄＆葉酸
40粒　561円

鉄量：10mg（2粒あたり）

口寂しいときや小腹が空いたときに、手軽に鉄チャージもできるので、常備しておくのも手。

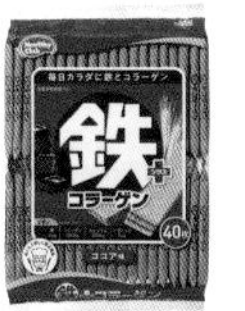

ハマダコンフェクト
鉄プラスコラーゲンウエハース
40枚　オープン価格

鉄量：5.0mg（2枚あたり）

鉄＆コラーゲン入りのココア味のウエハース。たった２枚で１日に必要な摂取量の約1/2が補えます。

※その他、P 56 ～ 57にある「鉄リッチ食品MAP」も参考にしてみてください。
※価格はすべて税込です。

この章のまとめ

MATOME 1 stock iron

1日の鉄摂取量は10.5mg

意識していてもなかなか摂れない鉄。1日の目標値は10.5mg！ 朝食を抜きがちな人は目標値に届きにくくなるので、ぜひ理想の鉄リッチな献立を参考に、取り入れられるものからつくってみてくださいね。

MATOME 2 stock iron

鉄リッチな食事を知る

鉄＝レバーを思い浮かべる人が多いかも。でもお肉や魚介類はもちろん、意外にも大豆製品や乾物などにも多く含まれています。鉄リッチな食事を覚えておくと、買い物したり、メニューを選ぶときに役立ちます！

MATOME 3 stock iron

鉄分貯金は足し算が肝心！

一度の食事で1日分の鉄量を摂取するのは至難の業。だからこそ、鉄リッチな食材をその都度選ぶ、鉄添加食材を間食に選ぶなど、少しずつ足し算していくことがとても大事になります。食材MAPをぜひ活用してください。

第3章

鉄不足がなかなか解消できない本当の理由

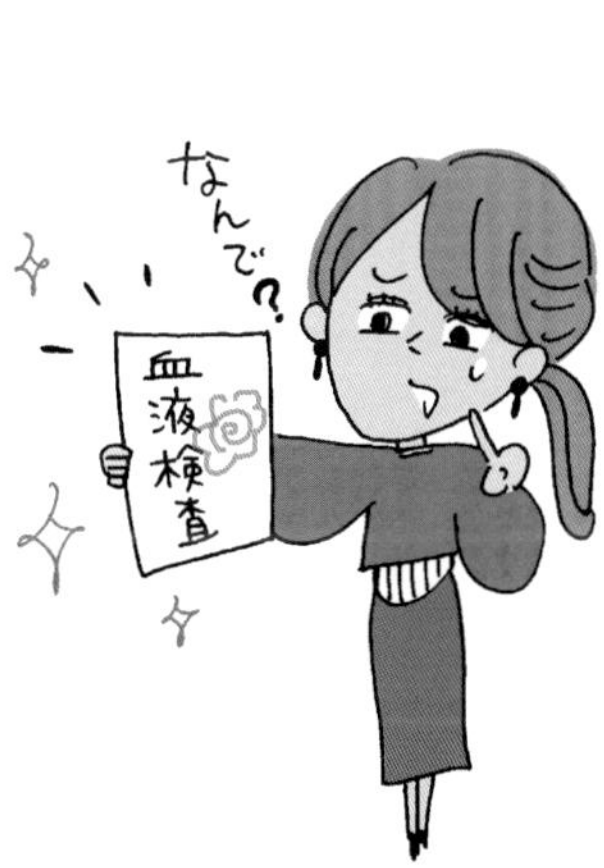

鉄を摂っているのに体感がないのはどうして？

食事で鉄をがんばって摂っている、あるいは鉄サプリメントをのんでいる、病院で鉄剤を処方されている、鉄の摂取方法はいろいろなパターンがあります。けれど、体調などに変化が感じられずに途中で摂取するのをやめてしまう方がじつはとても多いのです。どうして変化が感じられないのかというと、いちばんは自分の現在地が明確ではないから。スタート地点がどんな数値なのかで改善までのスパンが変わってくるので、まずは自分の数値を知ることが大前提です。そこからさらに体感がない理由が8つあるのです。

自分がどのタイプなのか、ぜひ読んでみて。ヘモグロビン値の改善には早くても2～3か月、貯蔵鉄は年単位でかかることも。そのくらい一筋縄ではいきません。ただし、1年以上続けていても体感がない場合はやり方を見直す必要があります。

★肥満が鉄不足を招くことも

オレゴン大学の研究によると、肥満体型の人は鉄の食事性摂取が適切でも、鉄の吸収を損なうヘプシジンの発現が高いことが報告されています。体重が減少すればヘプシジン濃度が下がり、鉄の栄養状態が改善するかもしれないと示唆しています。

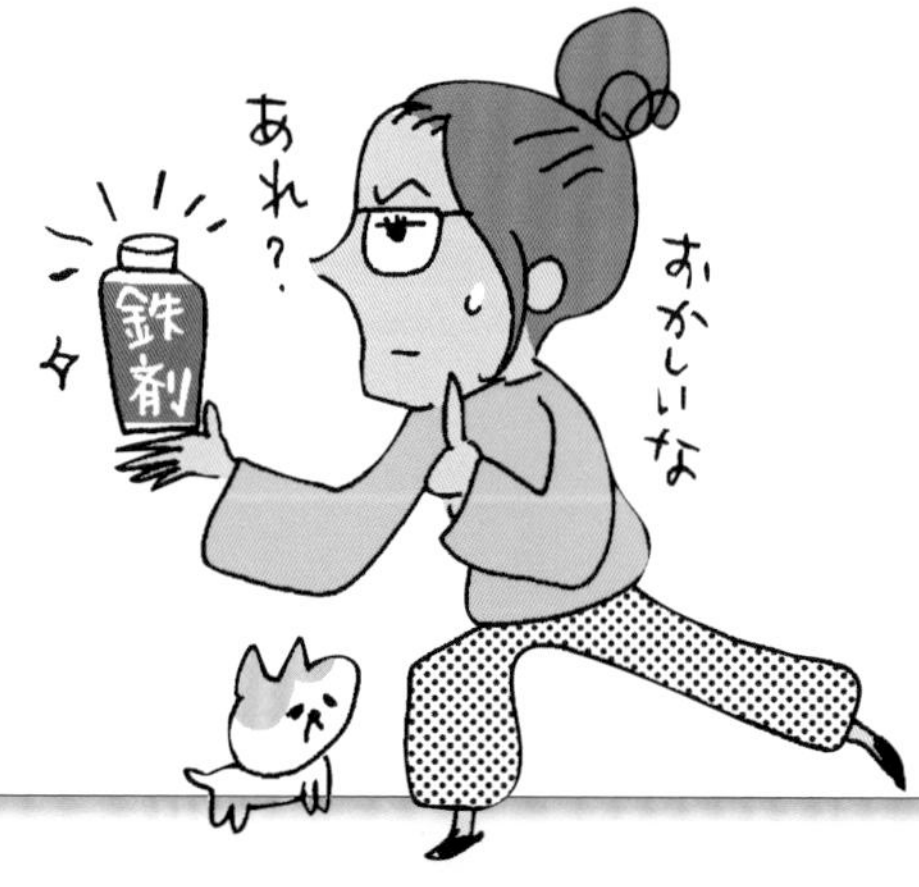

理由1

そもそも鉄の摂取量が少ない

成人女性の1日の鉄の摂取推奨量は10・5mgです。月経過多の場合はさらに多くなり、16mgに（現状の平均摂取量は6mg）。この鉄量はかなり意識しないとなかなか難しい摂取量です。栄養のプロでも厳しい数字なので、そもそもの摂取量が足りていないために、体感が得られない人は結構多いはずです。

食事で補えるのが理想ですが、もともとのHbやMCV、貯蔵鉄の数値によっては、さらに摂取しなくては体感が得られないことも。その場合には食事だけでなく、鉄リッチ食品やサプリメント、処方薬の鉄剤を併用します。鉄添加食品で10mg未満、鉄サプリメントで8〜12mg、鉄剤になると50〜100mg配合されていて、形態によって配合量はさまざまです。そうすると自ずと改善するスパンも変わってくるのがわかりますよね。

今の数値と鉄の排出量を考慮して補えているかどうかを再度、確認しましょう。

食事以外で鉄を補えるものと配合量の目安

	鉄添加食品	鉄サプリメント	錠剤（病院処方）
鉄の含有量	10mg未満	8〜12mg	50〜100mg

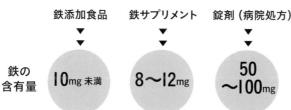

理由２

食事中のたんぱく質が足りてない

なぜ鉄の話なのにたんぱく質が関係しているのかと思った方もいるかもしれません。ですが、このたんぱく質がとっても重要なのです。赤血球の中のヘモグロビンの材料となっているのがたんぱく質。しかも非ヘム鉄の吸収を高める役割も果たしています。そのため、たんぱく質が不足すると貧血に拍車がかかるのです。２０２０年の女子栄養大学「中学１年生女子における鉄欠乏のリスク因子の検討」※という研究で、鉄欠乏群は昼食（弁当）に肉や魚を食べないと回答した生徒の割合が優位に高かったという結果が出ています。たんぱく質は体の材料になるだけでなく、カロリーが足りない場合にはエネルギーとしても使われるため需要が高く、３食すべてにたんぱく質が入っていることが理想です。赤身の肉や魚には亜鉛やビタミンB_{12}といった造血の栄養素も含まれますので、亜鉛欠乏性貧血の予防におすすめです。ハムなどの加工肉は発ガン性の観点から控えめにし、魚を多めに、赤身肉は食物繊維と一緒に摂りましょう。

※**「中学１年生女子における鉄欠乏のリスク因子の検討」の研究**
女子栄養大学が２０１２〜２０１７年度に対象の中学校に入学した中学１年生女子４９３名分の調査を解析したもの。

理由3

胃にピロリ菌がいる場合

いつも胃が痛い、胃の調子が悪いなどと感じている人は、もしかしたら胃の中にピロリ菌がいるのかもしれません。ピロリ菌とは胃の粘膜に生息している細菌のこと。ピロリ菌がいると胃炎を起こし、鉄などの栄養素の吸収が低下するため、鉄欠乏性貧血を引き起こしているのではないかと考えられています。ピロリ菌は一度感染すると、除菌しない限りはずっとすみ続けます。その多くは母から子へと食べ物の口移しやカトラリーの共有などで乳幼児のときに感染するといわれています。

思わぬ要因で鉄が吸収できずに体感が得られないということがあるので、胃が痛い、なんとなくずっと調子が悪いという人は一度病院で検査をしてみてもいいかもしれません。

【ピロリ菌】
正式名は「ヘリコパクター・ピロリ」。酸素や乾燥には弱いものの、胃の中では生きられる。萎縮性胃炎や胃・十二指腸潰瘍を患っている人のほとんどにピロリ菌がいるといわれている。

委縮性胃炎で吸収率が激減！

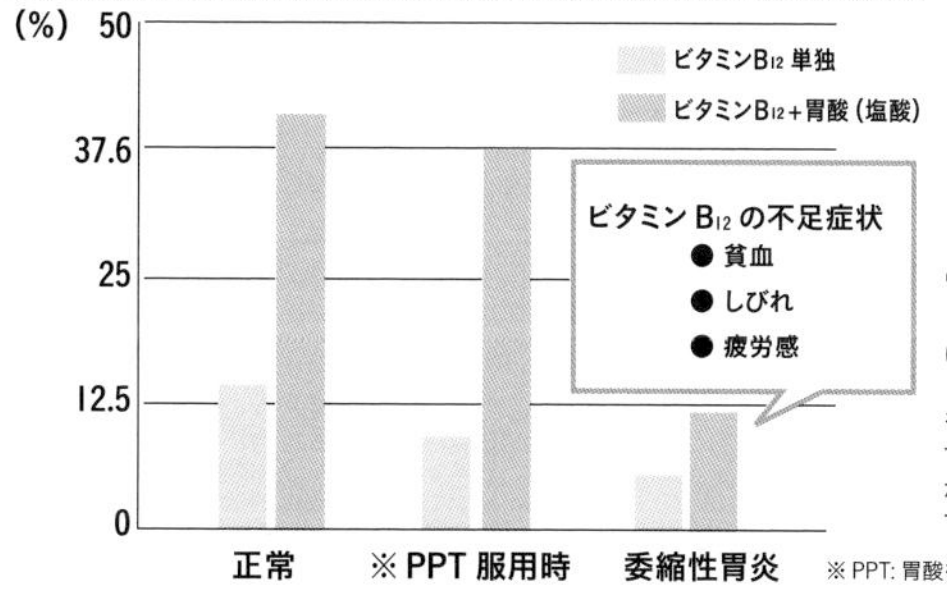

胃酸分泌があるほどビタミンB_{12}の吸収率は上がります。けれど萎縮性胃炎×胃酸を抑える胃薬を服用すると格段に吸収率が下がってしまうのです。

※PPT: 胃酸を抑える薬

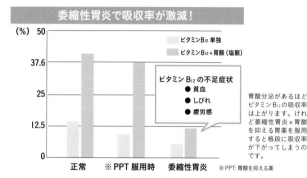

理由4

甲状腺機能異常が疑われる場合

疲れやすい、だるい、無気力などの症状が出る甲状腺機能低下症。甲状腺の機能が低下すると、代謝も低下して末梢組織の酸素が必要なくなるため、結果的に赤血球の産生量が減少することが主な原因となっています。

それを証明するかのように、甲状腺の疾患がある場合、そのうち10〜40％に貧血が認められるといわれるほどなのです。

また、甲状腺疾患のひとつである橋本病は悪性貧血を合併することがよく知られているほか、亢進症であるバセドウ病でも貧血が起こりやすいので、見極めることが重要に。

甲状腺機能異常は特に女性に多い疾患でもあるので、気になる方は一度受診されてみるといいでしょう。

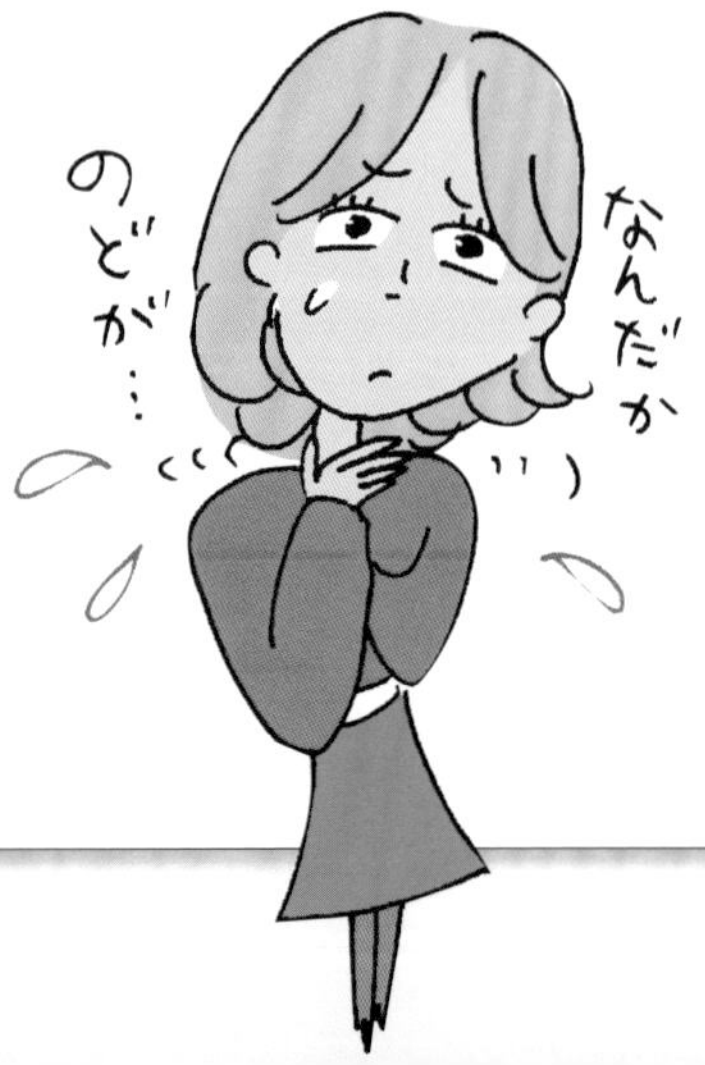

理由5

炎症性腸疾患（ＩＢＤ）など腸に問題がある場合

【ＩＢＤは何の略】
英語表記Inflammatory Bowel Diseaseの頭文字をとったのがＩＢＤ（炎症性腸疾患）。

炎症性腸疾患（ＩＢＤ）は、最近増えてきている疾患で、クローン病や潰瘍性大腸炎が有名です。腹痛や下痢、血便、体重減少などがその主な症状になります。腸の壁に炎症が起こるため、腸での栄養素の吸収が悪くなったり、出血を起こすため貧血になったりすることがあります。炎症性腸疾患は病院での診断治療が必要なので、疑ったらまず受診をしましょう。

また、ストレス社会で急増中の過敏性腸症候群（ＩＢＳ）は下痢型、便秘型、下痢・便秘混合型に分類され、いずれも食生活、腸内環境、自律神経の乱れも要因であると考えられています。ＩＢＳは腸管出血もなく、栄養素の吸収に異常もないため、鉄欠乏性貧血に直結はしていませんが、症状を気にして欠食したり、偏食したりすることによる栄養不足には注意しましょう。

若い女性でも増えている過敏性腸症候群

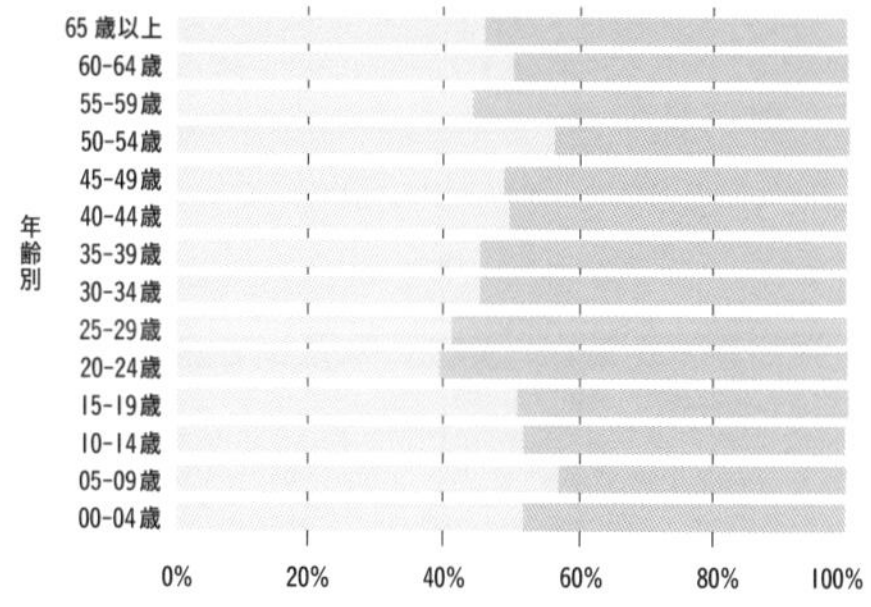

過敏性腸症候群（IBS）は老年期の疾患だと思われてきましたが、最近では左のグラフのように20代の女性でも増えてきています。他人事ではないかもしれませんよ！

出典：過敏性腸症候群（K58）に関する患者属性分析／株式会社日本医療データセンター

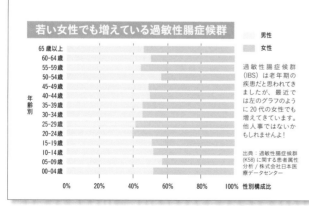

理由6

胃薬・便秘薬の常用期間が長い場合

胃が痛い、胸焼けがする、胃もたれがするなどは、よく見られる逆流性食道炎や胃炎の症状です。対処法として胃酸の分泌を抑制する胃薬を内服しますが、その薬が鉄の吸収を妨げる方向に働いてしまうのです。症状は緩和されるのですが、胃酸が少なくなることで鉄の吸収が悪くなってしまいます。

薬をのむことが必要なときももちろんありますが、自分で胃を整える努力をしていくことも、鉄の吸収率を上げるためには大切なことです。

胃を整えるには、まず刺激物や熱すぎる食べ物を控えること。そのほかアルコールやカフェインも胃に影響を与えるので、胃痛のある人は摂りすぎに気をつけるといいでしょう。まずは生活から胃の調子を整えられるとベストですよね。

また薬でいうと、便秘薬で有名な酸化マグネシウムがなかなか手放せない女性も多いもの。この便秘薬も鉄の吸収を妨げてしまうため、鉄の吸収不良が起こりやすくなるので、常用者は注意が必要です。

胃薬にしても、便秘薬にしても、長期間の服用はどこかのタイミングで見直す必要があります。まずは便秘を解消し、胃の粘膜を再生させて、しっかり消化吸収ができるように整えることが優先事項です。

この胃炎や便秘がなくなると、鉄欠乏も改善する可能性がありますので、クリニックなどを受診して早めの治療をおすすめします。

症状の改善後は、薬の長期常用はストップし、食事内容や運動、生活習慣などの見直しを心がけていきましょう。

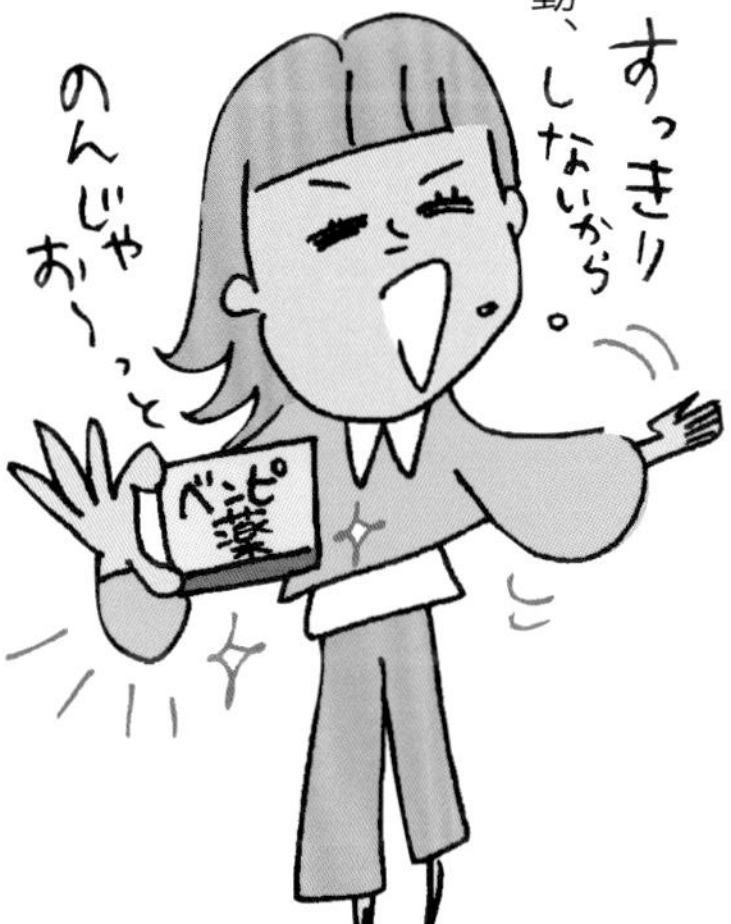
すっきりしないから。
のんじゃお〜っと
ベンピ薬

理由7

出血を伴う慢性疾患がある場合

鉄欠乏は入ってくる量と出ていく量の引き算なので、どうしても出ていく量が多いと、鉄を摂取しているつもりでも、なかなか追いつかないという状態です。

女性の場合は月経がまず大きな出血としてあります。そこに胃炎や胃潰瘍などの消化器系の慢性炎症、子宮筋腫などの子宮系疾患などがあると、さらなる出血となり出ていく量が増えてしまいます。すると、それまでもほぼ足りていなかったであろう鉄が余計に不足し、鉄欠乏が深刻化していきます。

やるべきことはまず出血を止めることです。症状が疑われる場合はクリニックを早めに受診してください。体調が何より優先ですから。病気が治って鉄がチャージできれば、グッと体調がよくなるはずですよ。

★出血と鉄の補完の関係

成人女性の1日の鉄摂取推奨量は10・6mgと書いてきたが、この量を毎日摂っていれば鉄が貯金できていくかというと、必ずしもイエスではないのが難しいところ。上記のように出血を伴う慢性疾患があったり、そもそもの数値が低すぎると鉄の貯金どころか、まだ足りないという状況に。そのくらい出血は鉄欠乏に大きな影響を及ぼしている。

理由8

月経過多の悩みがある場合

月経過多とは、1回の出血量が140ml以上という目安があります。また、レバー状の血のかたまりが2日以上見られるかどうかも判断基準となっています。出血という出ていく量の威力は凄まじく、鉄欠乏へとまっしぐら！　とはいえ、月経なので出血を止めることはできないものの、経血量を調整するための治療法がいくつか出てきています。漢方薬を用いたり、低用量のピルや経血量を調整する月経カップを使うなど、選択肢も増えているので、貧血がひどくなる前にぜひ対策を講じておきましょう。

ただし、月経過多の原因を調べておくことも重要です。卵巣機能異常、子宮筋腫、子宮腺筋症、悪性腫瘍などの隠れた疾患がないかを確認しましょう。

また、月経過多の場合は食事だけでは到底補いきれないので、鉄のサプリメントか処方薬の鉄剤などもプラスして、しっかり補っていくと体がラクになっていくはずです。

生理のときの出血量（自己申告）と鉄欠乏性貧血の有無の関連

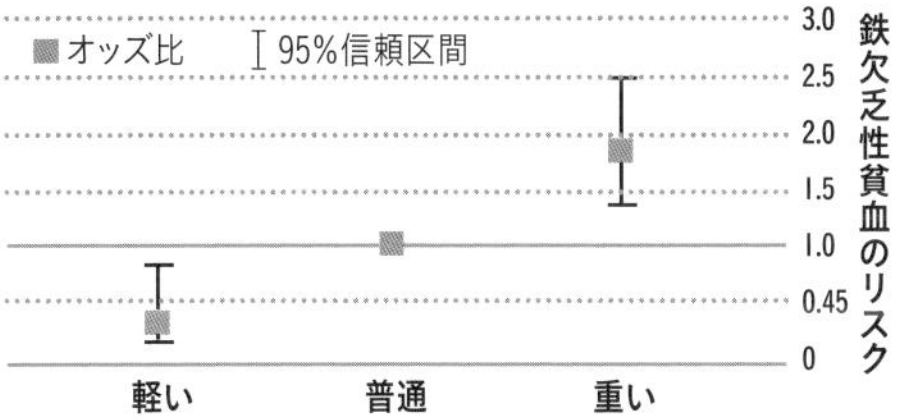

上のグラフは出血量が「普通」の人に比べた「軽い」人と「重い」人の鉄欠乏性貧血のリスク（オッズ比）を表したもの。生理の出血量が多いのか少ないのか判断に迷うところがあるかも。けれど、自分が感じる量でおよそ合っていて、しかも多いほど鉄欠乏性貧血のリスクが高くなるという結果に。

出典：Asakura, Keiko, et al. "Iron intake does not significantly correlate with iron deficiency among young Japanese women: a cross-sectional study." Public health nutrition 12.9 (2009): 1373-1383.

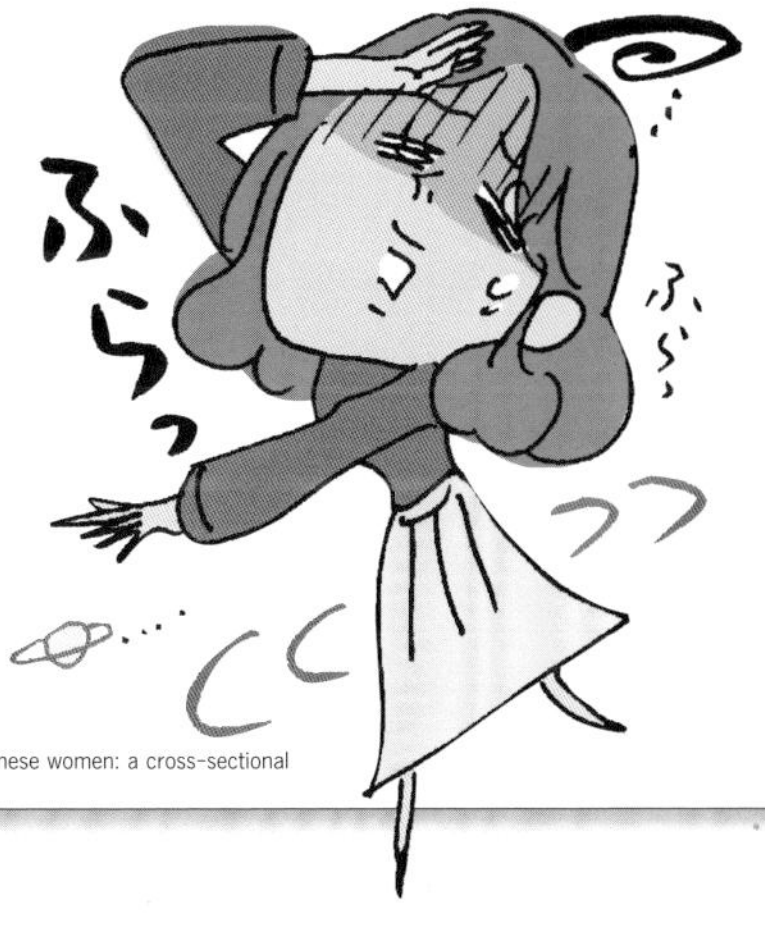

鉄不足のループから抜け出す方法

STEP 01

まず確認すべきはちゃんと「鉄」が摂れているかをチェック！

鉄は意識しないとなかなか摂れない栄養素です。摂れていなければ鉄不足の症状が出てくるのは当然のことなので、しっかり摂れているかをまずは確認しましょう。また鉄の種類についてなどのリテラシーも貧血に影響するので、知ることも大切です。

食事量は十分摂れている？

朝ごはんを抜くなど、欠食していない？

朝昼晩とたんぱく質は食べている？

STEP 02

次に「鉄」を摂っているよりも排出量が多くないかを確認！

鉄が摂れていないうえに出血などで排出量が多い場合は、さらに鉄不足が深刻化する恐れが！　鉄が摂れていても、女性は月経がある以上、一定量が毎月排出されてしまうので注意が必要です。

月経過多じゃない？

※月経過多は月経期間中の経血量が140ml以上とされています。

子宮筋腫がある？

分娩期の出血は多かった？

STEP 03

出血性の疾患を疑う必要も！こんな症状はありませんか？

月経や子宮系の疾患以外にも、出血性の疾患が意外と多くあります。急性の疾患もあれば、慢性的な疾患もあり、注意が必要になります。鉄を補うことも大事ですが、まずはしっかりと疾患を治療することが先決です。医師の診断のもと、治療しながら鉄を補ってもいいものかを確認してください。

ピロリ菌

- ☑ 胃もたれがする
- ☑ 胸焼けがする
- ☑ 空腹時に胃痛がある
- ☑ 食後に腹痛がある
- ☑ 食欲不振

※ピロリ菌に感染しても自覚症状はほとんどないため、胃炎の症状となります。

胃炎

- ☑ 胸焼けがする
- ☑ 胃もたれしやすい
- ☑ 食後に胸やみぞおちのあたりが痛い

甲状腺機能異常

- ☑ 疲れがとれない
- ☑ むくみがある
- ☑ 無気力、やる気が起きない
- ☑ 寒がりだ
- ☑ 発汗・動悸
- ☑ やせ

炎症性腸疾患（IBD）

- ☑ 複数回の下痢
- ☑ 腹痛
- ☑ 血便
- ☑ 体重減少

※そのほかにも症状は多岐にわたるので注意が必要です。

そのほかの慢性疾患

- ☑ 肝障害がある
- ☑ 脾障害がある
- ☑ 胃薬などの長期服薬

…など

※上記以外にも重要な疾患がある可能性もありますので、調子が悪いなと感じたら、まずは受診しましょう。

この章のまとめ

MATOME 1

stock iron

体感がないのは理由がある

鉄サプリメントや処方薬の鉄剤をのんでいても、体調に変化がないという場合は、まだ補充しきれていないことが考えられます。さらに、鉄を補うだけでは解決しない、もしくは解決しにくい理由もあるので要因を把握しましょう！

MATOME 2

stock iron

若い女性に多い消化器系炎症

最近、若い女性の間でよくみられる炎症性腸疾患や委縮性胃炎などの炎症性の疾患があります。これらの疾患があると、食事量が減ったり、栄養素の吸収がうまくいかなかったりと、鉄の吸収に影響が。疾患を治すことがまず先決。

MATOME 3

stock iron

鉄欠乏のループから抜け出す

月経のあるうちは排出量が毎月一定量あるため、鉄をチャージし続ける必要があります。しっかり鉄が補えているか→月経過多や子宮筋腫で出血量が多くないか→そのほかの疾患はないか、と潜んでいる要因を突き止めましょう。

第4章

鉄サプリメントの効果的な使い方

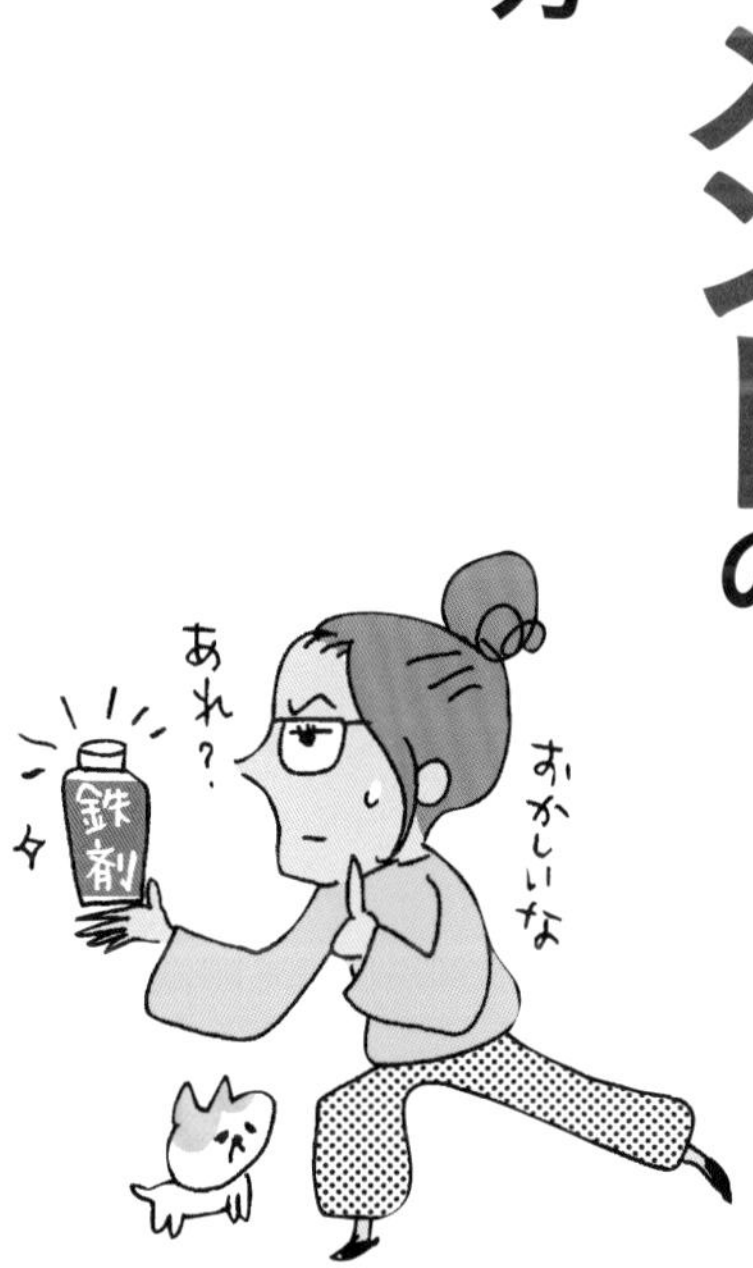

鉄サプリメントの種類は3つ

鉄の1日の推奨摂取量は10・5mgでしたね。すべてを3度の食事で補えるのがベストではありますが、余裕のあるときはできても、忙しかったり、体調がイマイチだったり、買い物に行けなかったりなど、いろいろな理由で鉄が摂りにくい日も出てくると思います。

しかしながら、特に月経のある女性は鉄を摂れない日々が続くほうがリスクになっていきますので、食事で補えないときはサプリメントを活用することも、もちろん選択肢のひとつとなります。

鉄のサプリメントに配合される鉄は主に3つのタイプに分けられます。1つめは二価鉄（Fe^{2+}）とよばれるもの。この二価鉄はクリニックで処方される鉄剤をビタミンCで還元したものと同じ形になっていて、鉄剤よりも吸収しやすくなっています。ですが、胃がムカムカするなどの副作用が出やすいのが難点。

【鉄サプリメントの種類】

1 二価鉄（Fe^{2+}）

クリニックで処方される鉄剤をビタミンCで還元したもの。鉄剤よりも吸収しやすい。

2 ヘム鉄

血液中に含まれるヘモグロビンと同じ形。たんぱく質に包まれた鉄。吸収率がよい。

3 アミノ酸キレート鉄

鉄とアミノ酸が結合したもの。天然には存在しない形で、日本では食品として認められていない。

2つめがヘム鉄です。ヘム鉄は血液中に含まれるヘモグロビンと同じ形をしていて、たんぱく質に包まれた鉄。吸収率もよく、おすすめのタイプです。

3つめが最近ネットで見かけるようになったアミノ酸キレート鉄です。鉄とアミノ酸が結合したもので、天然には存在しない形となっており、日本では食品と認められていません。そのため、海外からの並行輸入で購入することとなりますが、昨今、厚生労働省より注意喚起を促すパンフレットが出たりもしています。

なぜ注意喚起まで出ているかというと、通常の鉄とは異なる経路で吸収されるために吸収率が高く、貯金はできるものの、うまく使えないという事態が発生しているようなのです。

サプリメントや鉄添加食品を選ぶ場合は、現状ではキレート鉄ではないことをまず確認しましょう。

【アミノ酸キレート鉄の注意点】

通常の鉄とは異なる経路で吸収されるため、吸収率が高く、鉄が貯まりやすいものの、うまく使えないというデメリットがあるよう。

処方薬とサプリメントはどう違う？

健康診断の血液検査などで貧血だと指摘されると、一度は病院を受診されると思います。病院ではどんな処置になるかといえば、ほかに重篤な病気が潜んでいないかなどの検査はしますが、疾患がない場合は鉄を補給するための鉄剤が処方されます。

この処方される鉄剤ですが、酸化鉄という種類の鉄が50～100mgとサプリメントと比べると高い値で配合されています。貧血は疾患ですから、それだけしっかりと鉄分を補給できるのが医薬品の強みです。しかし、吸収率が低いこと、胃がムカムカする、吐き気がするなどの副作用が出るといったデメリットもあります。

一方、薬局で購入できる医薬品もあり、それらは鉄剤をコーティングして胃の不快感を軽減する工夫がなされているので、こちらを活用するのも一案です。

対するサプリメントですが、鉄の含有量が処方薬の鉄剤に比べるとグッと減ります。だいたい10mg前後からそれ以下の配合量が

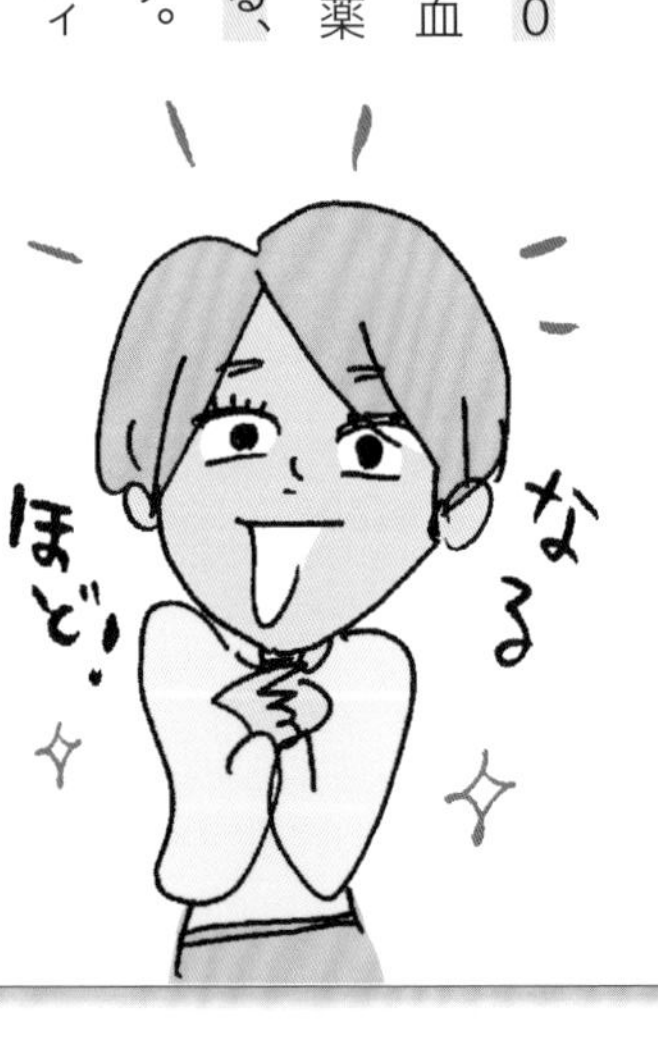

主流となります。そのため、どのくらいの貧血具合かによりますが、処方薬よりも補給量が少なくなるので、鉄分貯金に至るまでに時間がかかります。なので、まずは自分の数値を知っておくこと。どの程度補給しなくてはならないか、がわかっていると、処方薬なのかサプリメントなのかを選ぶ場面で迷わずに済みます。

また、サプリメントの場合、鉄の含有量では処方薬に負けますが、ほかの栄養素と組み合わせられるのがメリットになります。ヘム鉄に葉酸やビタミンB_{12}が配合されているものがおすすめ。葉酸やビタミンB_{12}は赤血球の形成と成熟に必須の栄養素であり、この2つが欠乏することで大球性貧血を招くので、併せて摂取できるとそこもカバーできます。

【自分に合う鉄の見つけ方】
処方薬の鉄剤か薬局の医薬品か、それともサプリメントか。選ぶのに迷ったときは、まず自分のヘモグロビンやMCV、貯蔵鉄の数値を測ることから始めると無駄がない。とはいえ、鉄の排出量も大いに関係してくるので、生理の出血量が多いなら鉄含有量の多いタイプを選んで。

薬局で買える医薬品

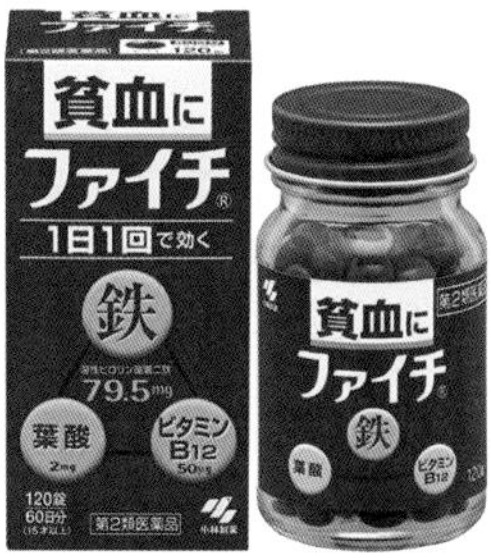

小林製薬
ファイチ【第2類医薬品】
120錠　2,700円（税抜）

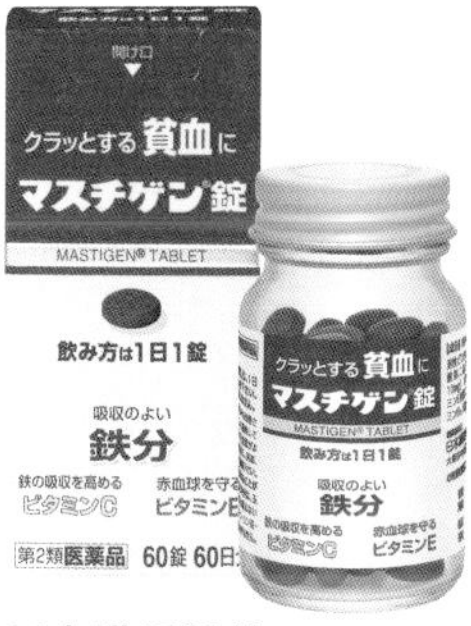

日本臓器製薬
マスチゲン錠【第2類医薬品】
60錠　2,600円（税抜）

鉄剤がどうしてものめない人の対処法

もともと鉄欠乏性貧血の女性は、胃腸の調子が悪い場合が多いため、鉄剤や鉄のサプリメントをのむと、胃がムカムカする、吐き気がする、また便が黒くなるなどの副作用が起こりがちです。

病院ではビタミンCが一緒に処方されることもあります。併用してのむことで副作用が軽減されるようであれば、継続してのめると思いますが、それでもつらくてのめないという方も、中にはいらっしゃいます。

そんなときは、**注射や点滴で直接血中に鉄を補充するという方法もあります。**

たとえば、１回の点滴で５００mgの鉄剤が補給できるものがあり、１～３回の投与で必要な鉄量がほぼ補える計算になります。即効性もあり、副作用も少ないので、副作用でお困りの方にはおすすめです。

【副作用の少ない鉄剤】

内服の鉄剤がのめない人でも、副作用がほぼなく鉄を補給できる注射や点滴が注目を浴びている。補給できる鉄の量も多いため、短期間で鉄チャージができるのもメリット。

サプリメントはずっとのみ続けるもの？

月経で常に経血の排出があること、成長期においては食事からだけの補給では追いつかないことなどから、鉄は常に使われていくので、補給し続ける必要があります。それも食べるだけでは難しいほどの量を…。そのため、鉄のサプリメントはずっと並走していいものだと考えています。

そのほか、サプリメント以外では鉄添加食品もあります。世界52か国では、食品への鉄添加により鉄欠乏性貧血を予防していますので、鉄が強化されたお米、乳製品などを日常的にチョイスすることも補給として有効です。

また、感染症にかかったときは鉄サプリメントはお休みしてください。鉄剤に関しては医師の指示を仰いでくださいね。

サプリメントを摂るベストなタイミング

サプリメントは食品なので、基本的にはいつのんでもよいものです。続けやすいタイミングでのむとよいでしょう。ですが、鉄のサプリメントに関しては、空腹時がもっとも吸収率が高いものの、胃腸への影響が考えられるため、食後すぐにのむのがおすすめです。鉄はたんぱく質と合体して吸収されるので、食後がタイミングとしてはベスト。胃腸への負担を軽減することもできます。また、吸収率を上げるため、クリニックではラクトフェリンも一緒に処方されることもあります。

そのほか、1日数回に分けてのむ習慣をつけるのもよいでしょう。1回に吸収できる量というのは決まっているので、吸収できない鉄は便として排出されていってしまいます（黒い便が出るのはこのためです）。それではせっかくのんでも効果が感じられにくくなるので、分けてのむことも意識してみてください。また、鉄を摂ったら、カルシウムは2時間あけましょう。鉄の吸収率を下げてしまうので、たとえば鉄を含む食事中に牛乳をのむのは避けて。

【ラクトフェリンとは？】
人の母乳をはじめ、多くの哺乳動物の乳に含まれるたんぱく質の一種。鉄結合のたんぱく質なので、鉄の吸収を促進する効果がある。

鉄と亜鉛は一緒にのんではいけない？

よく鉄と亜鉛は一緒に摂ってはいけないのか？という声を聞きますが、食材の場合は心配いりません。でもサプリメントになると、少し気をつけていただきたいと思います。なぜなら、鉄も亜鉛も体にとってとても重要なミネラルなので、絶妙なバランスのもとに成り立っていて、少しでもそのバランスが崩れるとマイナスが生じてしまうのです。

たとえば、鉄を大量に摂取すると、亜鉛やほかのミネラルの吸収が妨げられることがありますし、鉄を多く使おうとすると、ほかの亜鉛などが使われなくなるというシーソーのような関係にあるのです。

そのため、サプリメント同士で摂る場合は、空腹時を避けて、間隔を少し空けて摂るとよいでしょう。ただし、食事と一緒に摂る場合は心配いりません。どちらも貧血には重要なミネラルなので、忘れずに補ってください。

サプリメントで鉄過剰症になるもの？

そもそも鉄が過剰になると何が起こるかというと、体の中に過剰に鉄がたまり、臓器に沈着することでさまざまな臓器障害が起こります。具体的には、肝臓に沈着して肝炎を招いたり、腸の粘膜にこびりつき粘膜細胞を壊して炎症を起こしたりということがあります。通常の食事や処方薬の鉄剤で摂取過剰になることはほぼないので、そこは心配しすぎず、しっかりと鉄チャージをしてください。

気をつけるべきはサプリメントで、P.111でご紹介した「アミノ酸キレート鉄」です。通常のヘム鉄や二価鉄は小腸などで吸収されるのですが、このアミノ酸キレート鉄は異なり、アミノ酸と同じルートで体内に吸収されます。すると、血液中に運ばれていく量が多くなり、数か月で貯蔵鉄の量が大幅に上昇することがあるのです。

【鉄過剰症】
体内に鉄が過剰にたまり、肝障害、関節の痛みをはじめ、疲れやすさなどあらゆる症状が出ることを指す。遺伝性のものと輸血による二次的なものとがある。

貯蔵鉄が上昇するのはいいことじゃないの？ と一瞬思うかもしれません。けれど、このせっかくたまった鉄をうまく使えないことが多いという報告があります。そればかりか、鉄過剰による臓器の炎症反応で貯蔵鉄の数値が一時的に上がっているという可能性も高いということなのです。

まだ登場して間もないタイプの鉄サプリメントなので、今後どんな情報が出てくるかは何とも言えませんが、今のところは避けておいたほうが無難です。

価格がやや高くなりますが、ヘム鉄か二価鉄などのサプリメントを選ぶようにしましょう。もしくは、病院やクリニックで受診し、きちんと数値を把握し鉄剤を処方してもらうのもおすすめです。

飛び道具的なサプリメントに飛びつくのではなく、習慣として付き合っていける良質なサプリメントをぜひ選んでください。

【鉄サプリメントの成分の種類】

ドラッグストアなどで販売されている鉄サプリメントの成分はいくつかの種類に分かれている。

・ヘム鉄（表示名もヘム鉄）

・二価鉄（表示名は溶性ピロリン酸第二鉄、ピロリン酸第二鉄、ピロリン酸鉄、クエン酸鉄第一ナトリウム、クエン酸鉄、クエン酸鉄ナトリウムなどがある）

ドラックストアで買える

薬剤師が監修 鉄サプリメント・医薬品MAP

ドラッグストアや薬局で購入できる鉄サプリメントや医薬品の種類もそろっています。鉄不足が気になるときは活用するのも一案です。

1日あたりの鉄量・多

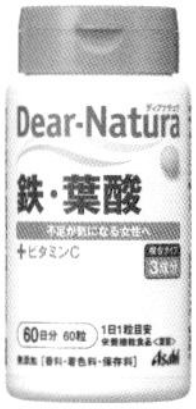

ディアナチュラ 鉄・葉酸

12mg

アサヒグループ食品
容量：60 粒（60 日分／1 日 1 粒目安）
価格：680 円（税込）

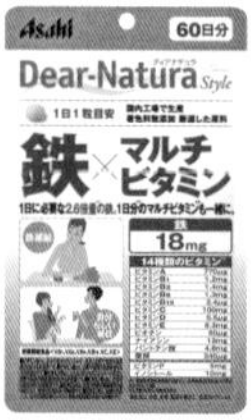

ディアナチュラ Style 鉄×マルチビタミン

18mg

アサヒグループ食品
容量：60 粒（60 日分／1 日 1 粒目安）
価格：1,242 円（税込）

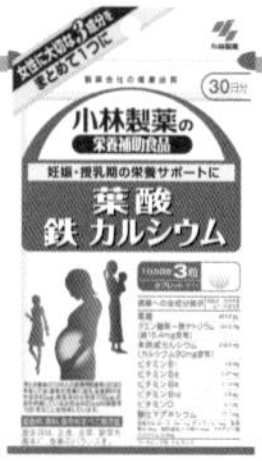

葉酸 鉄 カルシウム

15.4mg

小林製薬
容量：90 粒（30 日分／1 日 3 粒目安）
価格：950 円（税抜）

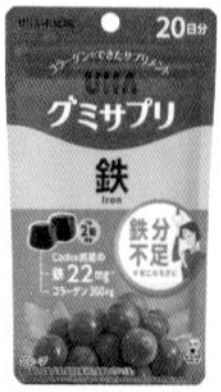

UHA グミサプリ 鉄

22mg

UHA 味覚糖
容量：40 粒（20 日分／1 日 2 粒）目安
価格：669 円（税込）

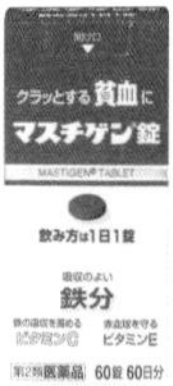

マスチゲン錠
【第 2 類医薬品】

10mg

日本臓器製薬
容量：60 錠（60 日分／1 日 1 錠）
価格：2,600 円（税抜）
※鉄 10mg ＝溶性ピロリン酸第二鉄 79.5mg を配合。

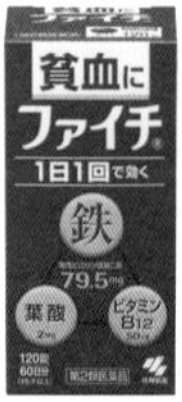

ファイチ
【第2類医薬品】

10mg

小林製薬
容量：120 錠（60 日分／1 日 1 回 2 錠）
価格：2,700 円（税抜）
※鉄 10mg ＝溶性ピロリン酸第二鉄 79.5mg を配合。

1日あたりの価格・安

**ネイチャーメイド
鉄（アイアン）**

6mg

大塚製薬
容量：200粒（100日分／1日2粒目安）
価格：2,030円（税込）

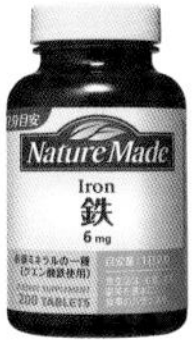

**ディアナチュラ
ヘム鉄**

3mg

アサヒグループ食品
容量：30粒（30日分／1日1粒目安）
価格：885円（税込）

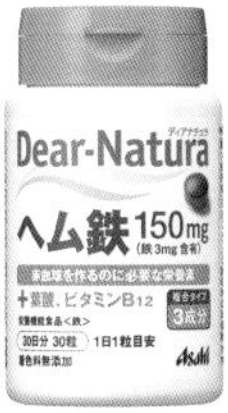

ヘム鉄 60日分

10mg

DHC
容量：120粒（60日分／1日2粒目安）
価格：1,242円（税込）

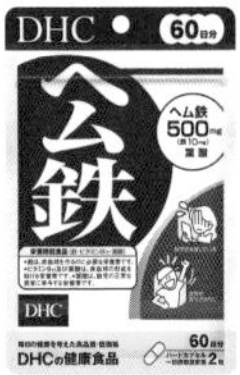

1日あたりの鉄量・少

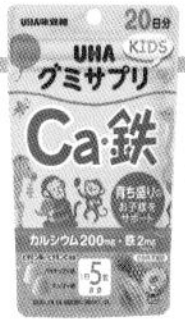

UHAグミサプリ KIDS Ca・鉄

2mg

UHA味覚糖
容量：110g（20日分／1日5粒目安）
価格：1,080円（税込）

**UHAグミサプリ
鉄＆葉酸**

10mg

UHA味覚糖
容量：40粒（20日分／1日2粒目安）
価格：561円（税込）

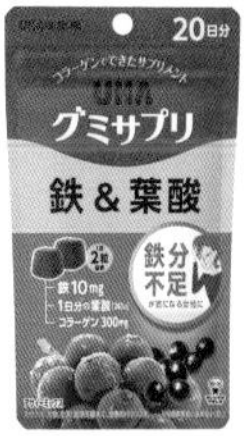

**ヘム鉄 葉酸
ビタミンB12**

6.5mg

小林製薬
容量：90粒（30日分／1日3粒目安）
価格：1,500円（税抜）

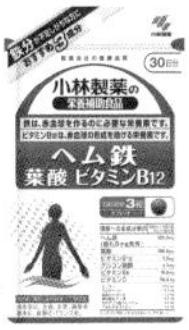

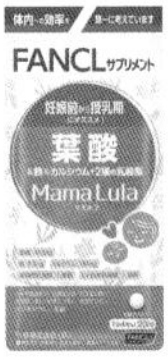

**葉酸＆鉄＆
カルシウム＋
2種の乳酸菌**

8mg

ファンケル
容量：80粒（20日分／1日4粒目安）
価格：1,080円（税込）

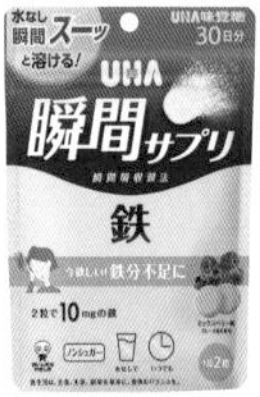

**UHA 瞬間
サプリ 鉄**

10mg

UHA味覚糖
容量：60粒（30日分／1日2目安）
価格：1,058円（税込）

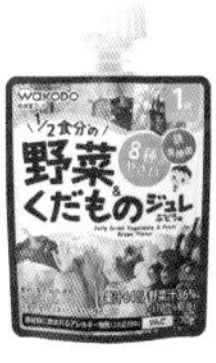

**和光堂 1歳からの
MYジュレドリンク
1/2食分の野菜＆くだもの
ぶどう味**

0.8mg

アサヒグループ食品
容量：70g
価格：オープン価格

**チョコラBB
Feチャージ**

5mg

エーザイ
容量：50mL（1日1本目安）
価格：238円（税込）

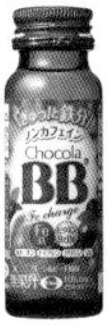

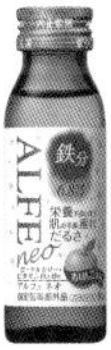

**アルフェ ネオ
【指定医薬部外品】**

6.8mg

大正製薬
容量：50mL（1日1本目安）
価格：242円（税込）

1日あたりの価格・高

MATOME 1 stock iron

鉄サプリメントには3種類ある

鉄のサプリメントには、主に「ヘム鉄」「二価鉄」「アミノ酸キレート鉄」の3つがあります。なかでもおすすめなのは「ヘム鉄」や「二価鉄」。吸収率がよく、鉄過剰症になる恐れもまずないので安心して使えます。

MATOME 2 stock iron

サプリメントと処方薬の違い

サプリメントの鉄含有量は処方薬には劣るものの、鉄以外にも必要な栄養素が＋αされているものがあります。処方薬は鉄の含有量が圧倒的に多いものの、胃の不快感を招くなどの副作用が出る人もいるので、処方薬が苦手な人はサプリメントを試すのもよいでしょう。

MATOME 3 stock iron

鉄過剰症に気をつける

アミノ酸キレート鉄は、ほかの鉄サプリメントと異なる吸収経路をとるため、体内に急速に鉄がたまるようになります。けれど、今度は鉄過剰が心配に。鉄過剰になると体内の炎症などを招くので注意が必要です。

美容編

お肌にも影響大！

女子の大敵！鉄不足はクマ、くすみ、抜け毛などにも大きく影響

ここまで主に、疲れやすい、だるい、イライラするなどの「なんとなく不調」を取り上げてきましたが、女子にとってはとても気になる肌や髪にもじつは影響が出ています。いちばん実感するのは「目の下のクマ」や「顔色の悪さ」ではないでしょうか。顔色の悪さはくすみに感じる人もいれば、血色が悪い（青白い）と感じる人もいます。これも体調面と同様に、鉄不足による酸欠状態が関係しています。血流量が追いつかなくなるために酸素が肌にも行き届かず、クマや顔色の悪さとなって出てしまうのです。

また、酸素とともに栄養も血液にのって供給されているので、乾燥も気になるようになり、そのまま放っておくと、後々はシワやたるみにも影響してくると予想されます。

そのほか髪にも影響があり、抜け毛が増えるという報告もあります。肌の悩みは年齢とともに増えてくるものなので、気づいたときに鉄不足を解消しておけると、肌の未来も変わっていくかもしれませんね。

参考文献

- 「鉄剤の適正使用による貧血治療指針 改訂〔第2版〕」日本鉄バイオサイエンス学会 治療指針作成委員会 編
- 「平成21年 国民健康・栄養調査」「令和元年 国民健康・栄養調査」
- 「わが国の女性の鉄摂取量の年次変化 平成20年国民健康・栄養調査報告（厚生労働省）」
- 「佐々木敏のデータ栄養学のすすめ」女子栄養大学出版部
- Yokoo M et al. Blood Hemoglobin Levels and Related Factors in Japanese Children. Poster presented at: The 8th Asian Congress of Dietetics; Aug 19, 2022; Yokohama, Japan.
- 横尾ら．日本人小児の血中ヘモグロビン濃度とその関連因子の検討．第81回日本公衆衛生学会総会（山梨県甲府市）にてポスター発表．2022年10月8日．
- 大野公子・野澤 美樹・伊藤 早苗、「中学1年生女子における鉄欠乏のリスク因子の検討」、栄養学雑誌，Vol.78 No.2 57-65（2020）
- Maeda, Yuto, et al. "Association between perinatal anemia and postpartum depression: A prospective cohort study of Japanese women." International Journal of Gynecology & Obstetrics 148.1 (2020): 48-52.
- Ohsuga, Takuma, et al. "Association between non-anemic iron deficiency in early pregnancy and perinatal mental health: A retrospective pilot study." Journal of Obstetrics and Gynaecology Research 48.11 (2022): 2730-2737.
- 松本 なぎさ（国立スポーツ科学センター），飯塚 太郎，千野 謙太郎，朴 柱奉，土肥 美智子，亀井明子 Sports Science in Elite Athlete Support(2432-2091)1巻1号 Page29-43(2017.03)
- Asakura, Keiko, et al. "Iron intake does not significantly correlate with iron deficiency among young Japanese women: a cross-sectional study." Public health nutrition 12.9 (2009): 1373-1383.
- 過敏性腸症候群（K58）に関する患者属性分析／株式会社日本医療データセンター

本書に掲載しているデータや商品情報、価格などの情報は2023年1月20日付のものです。断りなく変更することがありますのでご了承ください。

協力社リスト

あ

アサヒグループ食品　0120-630611
伊藤園　0800-100-1100
エーザイ　0120-161-454
江崎グリコ　0120-917-111
大塚製薬　0120-550-708
小野製粉所　0120-456-604
オハヨー乳業　0120-084-309

か

カルビー　0120-55-8570
キッコーマンソイフーズ　0120-1212-88
キリンビバレッジ　0120-595955
小林製薬　0120-5884-01（ファイチ）
　　　　　0120-5884-02（サプリメント）

た

大正製薬　03-3985-1800
DHC　0120-333-906

な

日本ケロッグ　0120-500209
日本臓器製薬　06-6222-0441
ネスレ日本　0120-00-5916

は

ハマダコンフェクト　079-457-3334
ビタットジャパン　042-313-2912
ファンケル　0120-750-210

ま

森永乳業　0120-369-744

や

UHA味覚糖　0120-557-108
雪印メグミルク　0120-301-369
ユニマットリケン　0120-66-2226

ら

六甲バター　0120-606-086

おわりに

　最後までお読みくださり、ありがとうございます。なんとなくは知っていた貧血や鉄摂取の奥深さを知っていただけたのではないかと思います。「ぜったい予防しよう！」「今すぐ改善しなきゃ！」と思っていただけたなら著者冥利に尽きます。

　多くの女性は閉経とともに貧血のリスクは減少していきますが、はじめての生理から閉経まではずっと鉄欠乏性貧血のリスクにさらされ続けます。あなたの周りにも、鉄不足・鉄欠乏女子がたくさんいるはずです（乳幼児も10人に1人以上）。人生で貧血になったことがなくとも、一度の出産や手術でその後貧血になってしまう人もいます。だからこそぜひ、周囲の女性にとってあなたが気づきの機会となってあげてください。多くの女性が鉄不足・鉄欠乏の状態で受験や就活、仕事や子育てをがんばっています。貧血に関する正しい知識をもち、予防・改善することで、日本の女性はもっと明るく、パワフルに人生を送れるようになるのではないかと思うのです。

　難しいのは、貧血は生理が続く限り意識し続けねばならないものだということ。あなた自身も、仕事や子育て、介護で忙しく食生活がままならない、食事制限を伴なうダイエットをしているなど、気づかないうちに鉄欠乏性貧血になってしまっている可能性が常にあるのです。だからこそ1年に1回は貧血検査を受け（献血でも可）、自分自身の心と体の健康を守ってあげましょう。お子さんがいらっしゃる場合も同様です（生後6か月からの採血不要の簡易検査はラブテリ保健室にて受けられます。P.33のラブテリアプリよりイベント情報をチェックしてください）。日本では国の鉄添加政策がない以上、自分にも家族にもそれができるのはあなただけです。

貧血は命に関わるほど重篤な疾患ではないため、基準値（12g／dl）に満たない場合でも二桁ある場合にはさほど深刻な状態とはなりません。貯蔵鉄についてもどれくらいの数値で鉄剤を処方するかはドクターによって個人差があります。しかし、本著で述べてきた通り、女性のQOL（人生の質）に貧血予防・改善は欠かせません。ぜひ、そうした目線で寄り添ってくれるかかりつけ医に出会えることを願っています。私たちラブテリは、今後も貧血に関する研究を進め、多くの人々に気軽に貧血チェックを受けていただける機会の提供と早期治療を行う環境を整えていきます。

あなたの貧血を予防・改善できるのはあなただけですが、本著がその一助となれば心から嬉しく思います。

2023年2月吉日　細川モモ

細川モモ（ほそかわ もも）
一般社団法人ラブテリ代表理事。両親のガン闘病経験から予防医学に関心をもち、渡米。International Nutrition Supplement Adviser.の資格を取得後、健康食品会社の開発・広報部に所属。アメリカで栄養疫学に出逢い、医師・助産師・管理栄養士・博士などの専門家から成る母子健康推進を活動目的としたプロジェクトチーム「ラブテリ トーキョー＆ニューヨーク」を発足。これまで女子栄養大学・順天堂大学他と女性と次世代の健康に関する共同研究を、2014年には三菱地所（株）とともに働く女性の健康支援の一環として「まるのうち保健室」をオープンし、「働き女子1,000名白書」を発表。現在まで貧血調査含めて述べ7,000名の女性の健康調査を行っている。2020年には聖路加国際大学と「こども貧血共同研究」もスタートし、精力的に活動を行っている。これまで国際学会で５本発表しているほか、著書に『成功する子は食べ物が９割』（主婦の友社）『生理で知っておくべきこと』（日経BP）他がある。www.luvtelli.com

監修：村野直子（むらの なおこ）
「むらのクリニック」副院長。医学博士・消化器内科医。消化器内視鏡専門医・指導医。内科認定医。埼玉医科大学卒業後、大阪医科大学などの勤務を経て2011年より現職。

疲《つか》れと不調《ふちょう》にサヨナラ！
体《からだ》と心《こころ》をラクにする　鉄分貯金《てつぶんちょきん》

2023年 2月16日　初版発行

著者／細川《ほそかわ》 モモ《もも》

監修／村野《むらの》 直子《なおこ》

発行者／山下 直久

発行／株式会社KADOKAWA
〒102-8177　東京都千代田区富士見2-13-3
電話　0570-002-301（ナビダイヤル）

印刷所／大日本印刷株式会社

ISBN 978-4-04-606008-2　C0030